普通高等教育"十三五"规划教材

全国高等院校医学实验教学规划教材

编审委员会主任委员　文格波

编写委员会总主编　姜志胜

系统解剖学实验

第2版

主　编　李严兵　向宇燕

主　审　罗学港　彭田红

副主编　陈胜华　谢　巍　吕运成

编　委　（按姓氏笔画排序）

王　莉（南华大学）	王爱平（南华大学）
邓春雷（湖南师范大学）	吕运成（南华大学）
向宇燕（南华大学）	刘政海（南华大学）
安　高（南华大学）	李　彩（南华大学）
李严兵（南华大学）	李素云（南华大学）
杨咏梅（南华大学）	何　慧（南华大学）
张心宽（南华大学）	陈胜华（南华大学）
欧阳四新（南华大学）	欧阳钧（南方医科大学）
罗学港（中南大学）	周小兵（南华大学）
周翠兰（南华大学）	洪　丽（南华大学）
徐　菁（南华大学）	郭东铭（南华大学）
曹文宇（南华大学）	曹宇辉（南华大学）
彭田红（南华大学）	蒋穗斌（南华大学）
曾效恒（南华大学）	谢　巍（南华大学）
熊　伟（南华大学）	

科学出版社

北　京

内 容 简 介

本书是高等院校实验医学实验教学规划教材之一，为适应新世纪医学人才培养目标与发展的需要，遵循规划教材编写总体要求，根据系统解剖学实验教学的自身特点和实际情况，由具有多年教学经验的教师编写而成。全书分为运动系统、内脏学、脉管系统、感觉器和神经系统五篇，实验内容以章或节为单元，按照实验目的与要求、实验难点、实验材料、注意事项、实验观察、课堂互动与提问六个环节进行编写。作为实验教材，本书具有较强实用性、科学性和启发性。

本书适用于临床、麻醉、影像、口腔、护理、检验及其他相关医学专业，也可作为解剖学教师的参考用书。

图书在版编目（CIP）数据

系统解剖学实验 / 李严兵，向宇燕主编 . —2 版 . —北京：科学出版社，2017.6

普通高等教育"十三五"规划教材·全国高等院校医学实验教学规划教材

ISBN 978-7-03-053393-7

Ⅰ.①系… Ⅱ.①李… ②向… Ⅲ.①系统解剖学 - 实验 - 高等学校 - 教材 Ⅳ.① R322-33

中国版本图书馆 CIP 数据核字（2017）第 133422 号

责任编辑：周 园／责任校对：郭瑞芝
责任印制：赵 博／封面设计：陈 敬

科 学 出 版 社 出版
北京东黄城根北街 16 号
邮政编码：100717
http://www.sciencep.com

涿州市殷润文化传播有限公司印刷
科学出版社发行 各地新华书店经销

*

2010 年 3 月第 一 版 开本：787×1092 1/16
2017 年 6 月第 二 版 印张：11
2021 年 1 月第十二次印刷 字数：252 000

定价：52.00 元
（如有印装质量问题，我社负责调换）

序 一

近年来,教育部、卫生计生委等多部委紧密部署实施本科教学工程、专业综合改革试点、实践育人和卓越医生教育培养计划,把强化实践教学环节作为重要内容和重点要求,进一步凸显了医学实践性很强的属性,对切实加强医学实验教学提出了更高要求,指引着我国医学实验教学进入全面深化改革阶段。

高校牢固树立以学生为本、目标导向和持续改进的教育理念,积极创新和完善更加有利于培养学生实践能力和创新能力的实验教学体系,建设高素质实验教学队伍和高水平实验教学平台,以促进和保证实验教学水平全面提高。为此,南华大学医学院协同国内多所高校对第一版"全国高等院校医学实验教学规划教材"进行了修订和拓展。第二版教材涵盖了解剖学、显微形态学、医学免疫学、病原生物学、机能学、临床基本技能学、生物化学、分子生物学、医学细胞生物学、医学遗传学的实验教学内容,全书贯彻了先进的教育理念和教学指导思想,把握了各学科的总体框架和发展趋势,坚持了理论与实验结合、基础与临床结合、经典与现代结合、教学与科研结合,注重对学生探索精神、科学思维、实践能力、创新能力的全面培养,不失为一套高质量的精品教材。

愿"全国高等院校医学实验教学规划教材"的出版为推动我国医学实验教学的深化改革和持续发展发挥重要作用。

教育部高等学校基础医学类专业教学指导委员会主任委员
中国高等教育学会基础医学教育分会理事长
2015 年 12 月

序　二

随着本科教学工程、专业综合改革试点、实践育人和卓越医生教育培养计划的实施，高等医学院校迎来了进一步加强医学实验教学、提高医学实验教学质量的大好时机，必须积极更新医学实验教学理念，创新实验教学体系、教学模式和教学方法，整合实验教学内容，应用实验教学新技术新手段，促进医学人才知识、技能和素质全面协调发展。

"全国高等院校医学实验教学规划教材"编审委员会和编写委员会与时俱进，积极推进实验教学改革的深化，组织相关学科专业的专家教授，在第一版的基础上，吸收了南华大学等多个高校近年来在医学实验教学方面的改革新成果，强调对学生基本理论、基础知识、基本技能以及创新能力的培养，打破现行课程框架，构建以综合能力培养为目标的新型医学实验教学体系，修订并拓展了这套实验教学规划教材。第二版教材共十四本，包括：《系统解剖学实验》《局部解剖学实验》《显微形态学实验(组织学与胚胎学分册)》《显微形态学实验(病理学分册)》《病原生物学实验(医学微生物学分册)》《病原生物学实验(人体寄生虫学分册)》《医学免疫学实验》《机能实验学》《临床基本技能学(诊断技能分册)》《临床基本技能学(外科基本技能分册)》《生物化学实验与技术》《分子生物学实验》《医学细胞生物学实验》《医学遗传学实验》。

本套规划教材的编写，借鉴国内外同类实验教材的编写模式，内容上依据医学实验体系进行重组和有机融合，按照医学实验教学的逻辑和规律进行编写，并注重知识的更新，反映学科的前沿动态，体现教材的思想性、科学性、启发性、先进性和实用性。

本套规划教材适用对象以本科临床医学专业为主，兼顾麻醉学、口腔医学、医学影像、护理学、预防医学、医学检验、卫生检验、药学、药物制剂、生物科学、生物技术等专业实验教学需求，各层次各专业学生可按照其专业培养特点和要求，选用相应的实验项目进行教学与学习。

本套规划教材的编写出版，得到了科学出版社和南华大学以及有关兄弟院校的大力支持，凝聚了各位主编和全体编写、编审人员的心血和智慧，在此，一并表示衷心感谢。

由于医学实验教学模式尚存差异，加上我们的水平有限，本套规划教材难免存在缺点和不当之处，敬请读者批评指正。

总主编
2015 年 12 月

前　言

　　本书是高等院校基础医学实验教学系列教材之一，编者们在第 1 版实验指导的基础上，为适应新世纪医学人才培养目标与发展的需要，遵循系列教材编写总体要求，根据系统解剖学实验教学的自身特点和实际情况编写而成。

　　全书分运动系统、内脏学、脉管系统、感觉器和神经系统五大篇，每篇分若干章节，实验内容编写主要以节为单元，按照实验目的与要求、实验难点、实验材料、注意事项、实验观察和课堂互动与提问六个环节进行编写。

　　每个章节简要列出"实验目的与要求""实验难点"，其中掌握部分是重点学习内容，难点结构是教师需要重点指导的内容，这些提示帮助学生在实验的过程中明确学习目的，理清学习思路，能够在学习当中做到合理分配时间。

　　"实验材料"部分将每堂课所需的标本与模型等都一一列出，一方面实验教师可以在课前按照该清单准备相关材料，根据实际需要对每一次课的标本与模型进行配套组合；另一方面让学生对实验材料有充分认识，提高学习效率。

　　"注意事项"指出每次实验要特别注意的问题，其中有些问题是共同的。由于实验环境、学时、标本和模型的数量等局限性，在实验的过程中要求学生必须克服种种心理因素，有的放矢、目标明确，团队观察，分工合作，相互探讨、共同进步。特别注意做到爱惜标本和模型。

　　"实验观察"部分是实验的核心部分，每个章节按照需要观察器官系统的内在联系进行编写，学生通过阅读实验教材与观察器官结构相结合，观察什么结构、如何观察，在内容中一一指出。学生按照这些描述在标本和模型上进行观察，不但要求准确找到要观察的结构，还要全面理解观察器官结构的意义。实验教材仅有部分配图，一方面是理论教材上已有大量的图，另一方面是希望学生在利用实验教材时不要按图索骥，能够做到真正理解。在观察的过程中，要深刻理解和仔细揣摩某一结构的语言描述，特别是某些标志性结构除了要在标本或模型上熟练地查找外，有时还可以在活体上进行触摸，并要与其临床意义结合起来，做到知其然，更知其所以然。

　　"课堂互动与提问"部分，主要是给师生互动提供参考，提高学习的主动性，做到举一反三、融会贯通。

　　本实验教材编写工作是在系列教材编审委员会和编委会的正确指导与科学

规划下得以顺利进行，得益于前辈们的工作积累，是全体编写人员共同努力的结果，编委会吕运成老师完成了专业词汇的英文翻译与校对，在此，衷心感谢大家的指导、支持与帮助。

因编者水平所限，不妥之处在所难免，敬请广大读者提出宝贵意见，为今后的修订提供参考与依据，从而使之不断完善。

李严兵　向宇燕

2016 年 12 月

目　　录

第四篇　感　觉　器

第五篇　神　经　系　统

第一篇 运动系统

运动系统由骨、骨连结、骨骼肌构成，占成人体重的60%。全身各骨借骨连结相连形成骨骼，构成人体的支架，以赋予人体基本形态、支持体重、保护内脏等。骨骼肌附着于骨，在神经系统的支配下有序的收缩和舒张，牵引骨产生运动。在运动过程中，骨起着杠杆作用，骨连结为运动枢纽，骨骼肌为运动的动力器官。本篇实验按骨、骨连结、骨骼肌三部分进行描述。

第一章 骨　　学

第一节 总　　论

【实验目的与要求】

（1）掌握骨的形态分类、骨的构造。

（2）了解骨的发生与生长、骨的化学成分与物理特征的关系。

【实验难点】

骺线。

【实验材料】

（1）整体骨架。

（2）纵剖开的长骨。

（3）瓶装骨膜标本。

（4）纵剖开的幼儿长骨。

（5）经酸浸泡的骨。

（6）经过煅烧的骨。

【注意事项】

（1）第一次上解剖学实验课时，应克服恐惧与怕脏的心理，用手直接拿取标本进行观察与学习。

（2）爱惜标本，轻拿轻放，不得损坏标本与模型，禁止将标本与模型带出实验室。

（3）注意实验室纪律，穿工作服，保持实验室的整洁与卫生；实验结束时应将标本与模型按原位摆放整齐。

（4）保持实验室安静，与同学交流时尽量小声，勿大声喧哗，不随意进出实验室，不随意进入其他班级的实验室。

【实验观察】

成人共有206块骨。根据所在部位可分为中轴骨和附肢（四肢）骨两大部分。中轴骨包括颅骨（23块）和躯干骨（51块）。躯干骨由24块椎骨、1块骶骨、1块尾骨、1块胸骨和24块肋骨组成。附肢骨包括上肢骨（64块）和下肢骨（62块）。每侧上肢骨包括上肢带骨（肩胛骨、锁骨各1块）和自由上肢骨（肱骨、尺骨、桡骨各1块，腕骨8块，掌骨5块，指骨14块）。每侧下肢骨包括下肢带骨（髋骨1块）与自由下肢骨（股骨、髌骨、胫骨、腓骨各1块，跗骨7块，跖骨5块，趾骨14块），对照教材中的全身骨骼图（图1）与骨架标本，初步掌握上述各骨在骨架中的位置。

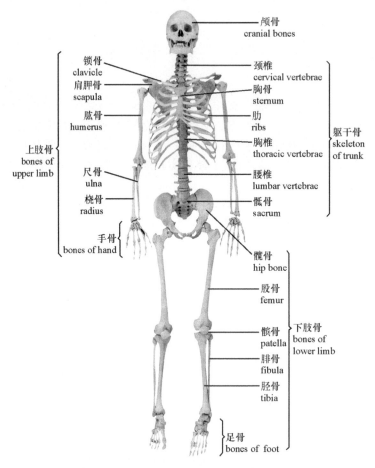

图 1　全身骨骼前面观

骨的形态：可分为长骨、短骨、扁骨和不规则骨四种类型。在骨架上找到位于上臂部的肱骨，以它作为长骨的代表进行观察。肱骨呈长圆柱形，两端膨大部分称为骺，中间细长部分称骨干（即"一体两端"）。骨干中部有一直径约 1mm 的孔通入骨内，名滋养孔，是血管进出骨的通道。长骨位于四肢，自由上、下肢骨中除了腕骨和跗骨是短骨外，其余骨均为长骨。找到位于手腕部位的腕骨（每侧 8 块）和位于足跟部的跗骨（每侧 7 块），它们均为短骨。位于胸前壁正中的胸骨和构成胸廓的肋骨都是扁骨，它们呈薄片状，共同围成人体的腔，有保护作用。构成脊柱的椎骨属于不规则骨。其他扁骨和不规则骨在学习具体骨时再进行观察。

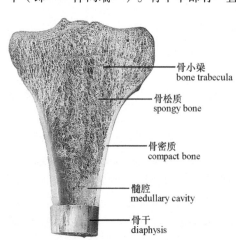

图 2　胫骨上端冠状剖面

在干的长骨纵剖面标本上观察（图 2），可见骨干内有一大空腔叫骨髓腔，是长骨的特有结构。骨外层坚硬致密的骨质叫骨密质；内部的骨质呈海绵状，由许多小梁交织排列而成，小梁之间有许多间隙，叫骨松质。各类型骨的表面都有一层骨密质

（其厚度因不同骨或同一骨的不同部位有很大差异），密质的深面为骨松质。在长骨，骨干的骨密质较厚，骨松质主要分布在骺端，而在短骨、扁骨和不规则骨，骨表面的骨密质很薄，而其内面的骨松质则非常多。在颅盖骨剖面上

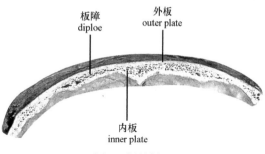

观察（图3），可见颅盖由两层骨密质、中间夹一层骨松质构成。外层骨密质叫外板，内层骨密质叫内板，中间的骨松质叫板障，其他部位的骨松质不用这种名词。

图3　颅盖剖面

在湿的长骨标本上观察，骨的两端都有光滑且颜色较白的关节软骨，有些保存不好且陈旧的标本呈紫色。骨表面（关节软骨表面除外）都附有一层坚韧的膜即骨膜。在湿的成年长骨纵剖面标本上观察，可见髓腔内充满淡黄色的脂肪组织，叫黄骨髓。而骨松质的间隙内充满红骨髓，在未经药物固定的新鲜标本上呈红色。

在未成年的湿长骨纵剖面上观察，骨的两端有白色的软骨，其内有一团骨质，是未发育完全的骺，它与骨干之间的软骨叫骺软骨，能产生骨质，使骨增长。成年后骺软骨完全骨化形成骺线，在长骨纵剖面标本上，可以在相当于骺软骨的位置观察与辨认骺线。

观察酸浸骨，因骨内无机盐均已被酸溶解，只留下有机质，所以骨的外形没有变化，质地却变得很柔软，可任意弯曲，甚至打结。

观察煅烧骨，骨的有机质均已被烧毁，只留下无机盐，骨的外形未变，但质地却变得硬而脆，可取一小块捏碎，感觉其脆性。

【课堂互动与提问】

（1）为什么老年人易于骨折？而青少年因坐立姿势不正确而容易出现驼背、脊柱侧弯等畸形？

（2）触摸自己身体上的骨，弄清楚它们的名称，属于何种类型？

（3）猪腿骨和脊柱骨哪一种更有营养？为什么？

（陈胜华）

第二节　躯　干　骨

【实验目的与要求】

（1）掌握椎骨的一般形态和各部椎骨的主要形态特征。

（2）掌握肋骨的一般形态结构。

（3）掌握胸骨的形态结构与分部。

（4）掌握躯干骨的骨性标志。

【实验难点】

（1）椎骨上下切迹、椎间孔、骶骨岬、骶角。

（2）胸骨角、肋角、肋沟、前斜角肌结节、锁骨下动脉沟和锁骨下静脉沟。

【实验材料】

（1）各部椎骨。

（2）骶骨、尾骨。

（3）胸骨。

（4）普通肋骨。

（5）第一肋骨。

【注意事项】

（1）克服恐惧心理。

（2）爱护标本。

【实验观察】

躯干骨包括椎骨、胸骨和肋骨。

一、椎 骨

幼年时，椎骨（vertebrae）共33块，即颈椎7块，胸椎12块，腰椎5块，骶椎5块，尾椎4块。成人5块骶椎融合为一块骶骨，4块尾椎融合成一块尾骨。

（一）观察椎骨的一般形态

取一块离体椎骨标本，按解剖方位摆好观察。

椎骨是不规则骨，分为两个部分。位于前方呈圆柱体的部分叫椎体，其余部分统称椎弓，位于后方。椎体与椎弓围成一孔，叫椎孔。所有的椎孔连接起来则为一长管，叫椎管。椎弓连于椎体的部分叫椎弓根。两侧的椎弓根后端之间，构成椎孔后壁的部分叫椎弓板，左、右各一，在中线处融合。

从侧面看，椎弓根下方有一凹陷叫椎下切迹，上方有椎上切迹，但不如椎下切迹明显。取两个同类型、大小相近的椎骨，按互相连结关系连起来，从侧面看，上一椎骨的椎下切迹与下一椎骨的椎上切迹合成一孔，叫椎间孔。注意切勿与椎孔相混淆。

现在观察椎弓上的突起（共7个）。由椎弓后面正中伸向后方或后下方的突起叫棘突，向两侧伸出的一对突起叫横突，向上和向下各伸出一对突起，分别叫上关节突和下关节突。后者不如前者明显。上下关节突都有关节面。

（二）观察各部椎骨的主要特征

1. 颈椎（cervical vertebrae）

（1）颈椎的主要特征：找到在横突基部有圆孔的椎骨，这是颈椎（图4）。横突基部的圆孔叫横突孔，这是颈椎区别于其他椎骨的主要特征。观察颈椎的椎体，它较小，横断面呈椭圆形。椎孔较大，呈三角形。第2～6颈椎的棘突较短、末端分叉。第7颈椎的棘突较长，末端不分叉。第6颈椎横突末端的前部较大，叫颈动脉结节。

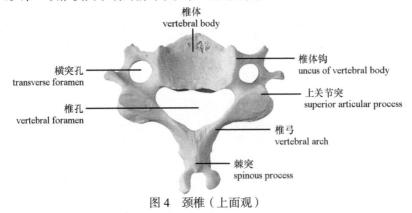

图4 颈椎（上面观）

（2）特殊颈椎：

1）第1颈椎，又叫寰椎（图5）。找到寰椎进行观察，它呈环形，中间有椎孔，孔两侧的部分叫侧块，其外侧有横突和横突孔。侧块的上、下面都有关节面，其中位于侧块下面呈圆形而平的关节面叫下关节面，上关节面呈椭圆形。连接左右侧块的两个弓状结构叫前弓和后弓。前弓较短，后面正中的关节面叫齿突凹。后弓较长。综上所述，寰椎既无椎体，也无棘突和关节突。

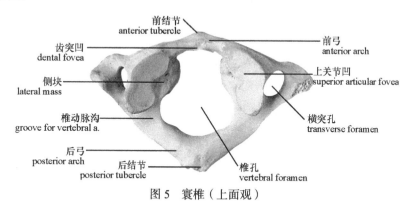

图 5　寰椎（上面观）

2）找到第2颈椎（即枢椎）（图6）。椎体向上伸出的突起叫齿突，与寰椎的齿突凹相关节。齿突两侧的关节面叫上关节面，与寰椎下关节面相连接。棘突粗大，末端分叉。

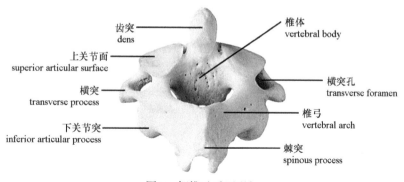

图 6　枢椎（后面观）

3）第7颈椎棘突较长，在颈后部中线上往往形成明显的体表隆起，故又叫隆椎。有的隆椎没有横突孔。

2. 胸椎（thoracic vertebrae）　胸椎具有所有椎骨的一般形态结构。椎骨中只有胸椎与肋相连，此处形成的结构是胸椎特有的。从椎体侧面观察有与肋头相关节的半圆形浅凹，称肋凹。上、下各一，分别叫上肋凹和下肋凹。横突伸向后外侧，末端圆钝，前面有关节面，叫横突肋凹。胸椎棘突长，伸向后下方，呈叠瓦状排列。关节突上的关节面呈冠状位。椎孔呈圆形。

3. 腰椎（lumbar vertebrae）　找到一个腰椎进行观察。其特点是椎体大，椎孔大，椎体横切面呈肾形，棘突呈板状；水平伸向后。

4. 骶骨（sacrum）　找到骶骨进行观察，此骨略呈三角形（图7，图8）。尖向下，叫骶骨尖。底朝上，叫骶骨底，前面平坦略凹，叫盆面，后面粗糙隆凸叫背面。骶骨底中部的前缘向前突，叫岬。盆面有四对骶前孔，背面有四对骶后孔，均通入骶管。骶管为骶骨的纵行管，是椎管的下段，其下口在骶骨尖背侧面，叫骶管裂孔，该孔两侧向下的突起叫骶角。背侧面的中线上有一纵行隆起，叫骶正中嵴，由骶椎棘突融合而成。骶骨侧部的上份有耳形的关节面，叫耳状面，表面凹凸不平。在耳状面的后上方，骨面更为粗糙和高低不平，叫骶粗隆。

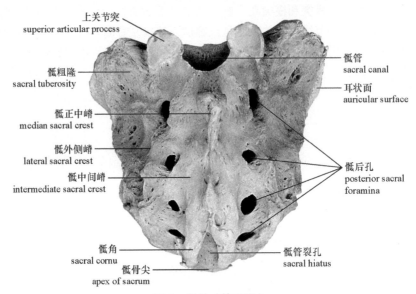

图 7　骶骨（前面观）

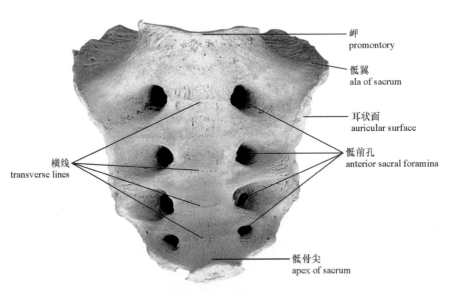

图 8　骶骨（后面观）

5. 尾骨（coccyx）　在成人，4 个退化的尾椎融合成一个尾骨。由于标本中尾骨多已腐烂消失，故请对照教材尾骨图观察。在体内，它位于骶骨下方。课后摸清它的位置。

二、肋

肋（costa）是由肋骨和肋软骨组成。我们使用的干骨标本，附在骨表面的软组织和软骨均已腐烂消失，仅能观察肋骨部分（图 9）。

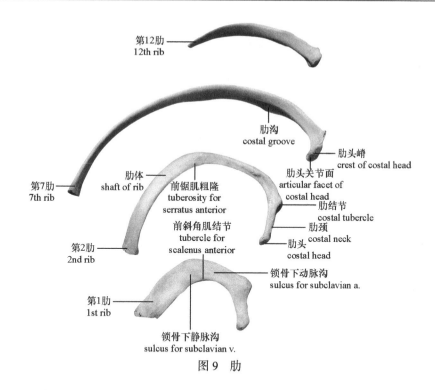

图 9　肋

在骨架上观察,肋骨共 12 对,左右对称,按从上向下的顺序命名。各肋骨都是细长的扁骨,后端接胸椎,前端与肋软骨连结。除了下两对肋骨外,其余十对肋骨的前端都借助肋软骨(骨架上的非骨性部分代表肋软骨)直接或间接连于胸骨上。

取一块离体肋骨进行观察,比较它的两端,结构比较简单是前端,反之是后端。后端末端略膨大,叫肋头,肋头上有肋头关节面。大多数肋头关节面与上一胸椎的下肋凹和下一胸椎的上肋凹构成肋头关节。肋头延向外侧较细的部分叫肋颈。肋颈的外侧有一突起向后下方,叫肋结节。第 1～10 肋骨都有肋结节,它与胸椎横突肋凹构成关节。从肋结节到肋骨前端是肋体。肋体的后部,离肋结节 2～4cm,急转弯向前,形成肋骨曲度最大的地方,叫肋角。观察肋体内面,可见到近下缘处有一纵行的浅沟宽 3～4mm,叫肋沟。根据上述结构描述,试辨别你观察的肋骨是哪一侧的?

对照骨架找到离体第 1 肋骨观察。分清它的上、下面和内、外缘。第一肋骨扁、宽而短,无肋角和肋沟,肋结节大而显著。在肋体内缘中部的上面有一小结节,名前斜角肌结节。该结节的前方和后方各有一条横过上面的浅沟,分别叫锁骨下静脉沟和锁骨下动脉沟。

三、胸　　骨

胸骨(sternum)位于胸前壁正中,是一扁骨。

对照骨架找到离体的胸骨,它从上往下分为胸骨柄、胸骨体和剑突三部分。但在我们使用的标本上大多剑突已脱落,只能看到胸骨柄和胸骨体。胸骨柄和胸骨体并不在同一平面上,两者相接处稍向前突叫胸骨角。胸骨角的两侧是第 2 肋切迹,与第 2 肋软骨相接。胸骨角向后平对第 4 胸椎下缘(在骨架上加以验证)。因此,胸骨角是一个很重要的骨性标志。胸骨柄上缘中部凹陷,叫颈静脉切迹。它的两侧是椭圆形的凹陷叫锁切迹。胸骨柄侧缘的上份有第 1 肋切迹,与第 1 肋软骨相接,胸骨体的侧缘有与第 2～7 肋软骨相接的切迹。剑突的形态多变，连于胸骨体下端。

在自己身上摸清下列骨性标志：隆椎棘突、颈静脉切迹。课后回去摸清胸骨角，在胸前壁摸清第 2～8 肋。

【课堂互动与提问】

（1）椎骨可分为哪几类？它们有哪些一般形态结构？它们又有哪些各自的特征？

（2）你能否区分颈、胸、腰椎？

（3）你能否准确触摸躯干骨的骨性标志？骨性标志对你认识人体有何启示？

（4）希望同学们课后就人体躯干骨的功能进行检索与讨论。

（吕运成）

第三节 四 肢 骨

【实验目的与要求】

（1）掌握上、下肢骨的组成、位置和形态结构。

（2）掌握上、下肢骨的重要骨性标志。

【实验难点】

（1）解剖颈、外科颈、桡神经沟、肱骨小头、肱骨滑车、桡切迹、尺切迹。

（2）离体髋骨的解剖位置、弓状线、耻骨梳。

（3）手骨和足骨各骨的名称、位置、排列。

【实验材料】

（1）人体骨架。

（2）上、下肢游离骨。

（3）手骨与足骨标本。

（4）骨盆标本与模型。

（5）幼年髋骨标本。

【注意事项】

（1）克服恐惧心理。

（2）爱护标本。

【实验观察】

一、上 肢 骨

上肢骨可分为上肢带骨和自由上肢骨两部分。

（一）上肢带骨

上肢带骨包括锁骨和肩胛骨。

1. 锁骨（clavicle） 架于胸廓前上方。对照骨架，找到离体锁骨，观察锁骨的两端。较粗大的一端叫胸骨端，朝向内侧有关节面，与胸骨柄的锁切迹构成胸锁关节。较扁的一端叫肩峰端，朝向外侧。整个锁骨呈"～"形，内侧的弧较大，凸缘向前；外侧的弧小得多，凸缘向后。锁骨的上面比较光滑，下面则较粗糙。按上述各点，分辨你观察的锁骨是左侧的还是右侧的（记住：要判断一个骨是左侧的还是右侧的，必须分清它的上下、前后、内外侧，此三个条件缺一不可）。

2. 肩胛骨（scapula）　在骨架上，它位于第 2～7 肋的后外侧，大致呈三角形，有两面、三缘和三角。对照骨架找到离体的肩胛骨，分清它的前面和后面。前面为一大的浅窝，叫肩胛下窝。后面的上部有一条横形的骨嵴，叫肩胛冈。肩胛冈的外侧端向前外侧伸展，叫肩峰。肩峰末端有朝向内侧的小关节面，与锁骨的肩峰端构成肩锁关节。肩胛冈将肩胛骨后面（背侧面）分成上小下大的两部分，分别叫冈上窝和冈下窝。肩胛骨最肥厚的一个角叫外侧角，呈椭圆形，此角上有朝向外侧的关节面，称为关节盂。在关节盂的下方、外侧缘上端的骨面不光滑、稍隆起，叫盂下结节。关节盂的上方也有不明显的盂上结节。外侧缘与内侧缘会合处是下角。它平对第 7 肋或第 7 肋间隙。内侧缘与上缘会合处是上角，平对第 2 肋。请在骨架上验证。上缘中部偏外侧有一缺口，叫肩胛切迹。肩胛切迹的外侧有一弯曲的指状突起，叫喙突。

（二）自由上肢骨

自由上肢骨包括肱骨、尺骨、桡骨、腕骨、掌骨、指骨。

1. 肱骨（humerus）　是位于臂部的长骨。对照骨架，找到离体肱骨进行观察。有较大的半球形关节面的一端是上端（近侧端）。此球形结构名肱骨头。肱骨头朝向上后内侧。肱骨下端（远侧端）有深窝的一面是后面。此深窝叫鹰嘴窝。根据上述各点应能分辨你观察的肱骨是右侧的，还是左侧的。沿肱骨头的周缘稍细的部分叫解剖颈。近解剖颈处有两个隆起：外侧一个较大的叫大结节；前面一个较小的叫小结节。大、小结节之间的纵沟叫结节间沟。大、小结节向下延伸的骨嵴分别叫大结节嵴和小结节嵴。大、小结节的下方，即肱骨上端与体的交界处开始变细的部分叫外科颈。在肱骨体中部的外侧面上，可以看到呈"V"形的粗糙面，叫三角肌粗隆。紧靠三角肌粗隆的后下方，有一条从内上方斜向外下方的宽而浅的沟，叫桡神经沟。桡神经沟在粗大的肱骨标本上较明显，在纤细的肱骨标本上则不太明显。所以，应当多看几个标本，才能看清桡神经沟。现在观察肱骨的下端。向内侧的突起叫内上髁，向外侧的突起叫外上髁。前者比后者显著。内上髁的后下方有一条浅沟，叫尺神经沟。内、外上髁之间有关节面。位于外侧份前面的半球形关节面叫肱骨小头，位于内侧份的呈滑轮状的关节面叫肱骨滑车。

观察骨架，前臂有两个长骨，外侧的是桡骨，内侧的是尺骨。

2. 桡骨（radius）　找到离体桡骨标本观察。桡骨较小的一端是上端，较大的一端是下端。其两个面中较平的一面是前面，高低不平且略凸的一面是后面。桡骨下端向下突出的部分叫桡骨茎突，它位于外侧份。分辨你观察的桡骨标本是哪一侧的。桡骨上端呈圆柱状的部分叫桡骨头。桡骨头上面的关节面叫关节凹，与肱骨小头相关节。头周围的关节面叫环状关节面。头下方较细的部分叫桡骨颈，下接桡骨体。颈与体交界处的后内侧有一个粗糙的隆起，叫桡骨粗隆。桡骨体的内侧缘叫骨间缘，薄而锐。桡骨下端的下面有腕关节面，内侧面也有关节面，叫尺切迹。

3. 尺骨（ulna）　找到离体尺骨标本观察。粗大的一端是上端，较细的一端是下端。最上端的结构叫鹰嘴。鹰嘴伸向前上方，其末端朝前。在鹰嘴下方 3～4mm 处又有一个朝前的突起叫冠突。鹰嘴与冠突之间的大凹陷叫滑车切迹，其凹面朝前，它是关节面，与肱骨滑车相关节。在冠突的外侧面，可见到一凹陷的关节面，叫桡切迹，与桡骨头的环状关节面相关节。从前面可见冠突下方的骨面粗糙隆起，叫尺骨粗隆。尺骨的下端略膨大叫尺骨头。头的周围也有环状关节面，与桡骨的尺切迹相关节。尺骨最下端的突起叫尺骨茎突，位于后内侧。

对照骨架，找到手骨标本。先分清它的上下、内外侧，然后观察手部的掌骨和指骨，分清手骨标本的前后两面。掌骨和指骨略弯，其凸面向后，凹面向前。现在应能确定手骨标本是哪一侧的。手骨包括腕骨、掌骨和指骨。

4. 腕骨（carpal bones）　共8块，排成两横列，每列4块（图10）。由外侧向内侧，近侧列依次是手舟骨、月骨、三角骨、豌豆骨；远侧列依次为大多角骨、小多角骨、头状骨、钩骨。8块腕骨并非排列在一个冠状面上，而是构成一条前面（掌面）凹陷的纵行沟，此沟叫腕骨沟。

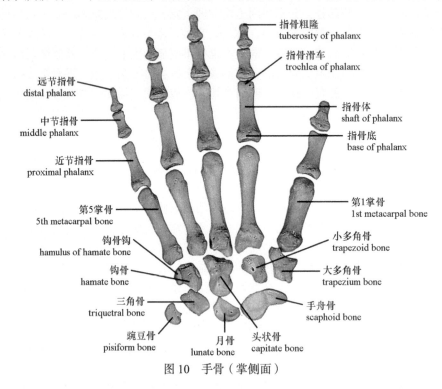

图 10　手骨（掌侧面）

5. 掌骨（metacarpal bones）　共有5块。从外侧向内侧依次为第1～5掌骨。均是长骨，有一体两端。近侧端为掌骨底，远侧端为掌骨头，中间为掌骨体。第1掌骨最短最粗，其底有呈鞍状的关节面，与大多角骨相关节。

6. 指骨（phalanges of fingers）　共14个，均为长骨，拇指仅有两节指骨；第2～5指各有三节指骨。各指的指骨由近侧至远侧依次叫近节指骨、中节指骨、远节指骨。拇指无中节指骨。每节指骨的近侧端叫指骨底。近节指骨与中节指骨的远侧端呈滑轮状，叫指骨滑车。远节指骨远侧端的掌面膨大粗糙，叫远节指骨粗隆。

对照骨标本，在活体上摸清下列骨性标志：锁骨全长、肩峰、喙突、肩胛冈、肩胛下角、肱骨内上髁、肱骨外上髁、鹰嘴、尺骨头、尺骨茎突、桡骨头、桡骨茎突、豌豆骨。

二、下 肢 骨

下肢骨也可分为下肢带骨和自由下肢骨两部分。

（一）下肢带骨

髋骨（hip bones）是一块不规则骨，幼年时，由髂骨、耻骨、坐骨组成，三骨借软骨连结在一起。成年后，三骨之间的软骨骨化，融合成一个骨，即髋骨。

对照骨架及教材中的髋骨图，找到离体髋骨进行观察，髋骨的上部呈扇形的骨板叫髂骨翼，下部有一个大孔叫闭孔，外侧面于闭孔的上方有一圆形深窝叫髋臼。髂骨翼内面的后部有一呈耳形的关节面，叫耳状面。其表面凹凸不平。根据上述各点，判断你观察的髋骨是哪一侧的，然后对照骨架上的髋骨验证你的判断是否正确。

现在按解剖方位准确地摆好离体髋骨，分清它的上下、内外侧及前后。这是顺利观察髋骨的重要基础，不能马虎，先观察髋臼。髋臼的下部有缺口连向闭孔。此缺口叫髋臼切迹。除髋臼切迹外，髋臼的骨面有两部分：底部凹陷、不是关节面的部分叫髋臼窝；其周围呈半月形的关节面叫月状面。在幼年髋骨标本或涂色的成人髋骨标本上观察，可见髋臼是由三个骨构成。其上部属于髂骨，前下部属于耻骨，后下部属于坐骨。三骨参与构成髋臼的部分都是它们的体部。

1.髂骨（ilium）　分为髂骨体和髂骨翼两部分。髂骨体参与组成髋臼，已如前述。髂骨翼宽阔而扁薄，其上缘较长，略增厚，叫髂嵴。髂嵴的前端叫髂前上棘，后端叫髂后上棘。髂前上棘的下方有一伸向前的突起，名髂前下棘。髂后上棘的下方有髂后下棘。从髂前上棘沿髂嵴向后 5～7cm 处，髂嵴向外隆起，叫髂结节。髂骨翼内侧面的前大部分平滑而微凹陷，叫髂窝，窝的后下界明显，呈一长形隆起，叫弓状线。窝的后方有耳状面，与骶骨的耳状面相关节，耳状面后上方的骨面，凹凸不平，叫髂粗隆。

2.坐骨（ischium）　分为坐骨体和坐骨支两部分。坐骨体较肥厚，其上部组成髋臼的后下部，下部伸向后下。由坐骨体的下端折转向前下延伸的部分则是坐骨支。坐骨体下端的后面形成粗大的坐骨结节。在坐骨结节的上方，坐骨体向后伸出一个三角形突起，叫坐骨棘。坐骨棘上方的大凹陷叫坐骨大切迹，下方的小凹陷叫坐骨小切迹。

3.耻骨（pubis）　分为耻骨体、耻骨上支和耻骨下支三部分。耻骨体构成髋臼的前下部，已如前述。由耻骨体向前内侧、下方延伸的部分是耻骨上支。其末端折转伸向后下外侧的部分是耻骨下支。耻骨下支与坐骨支连接，并参与围成闭孔。耻骨上支的前上缘为一条薄锐的骨嵴，叫耻骨梳。耻骨梳的后上外续于弓状线，与弓状线相接处有一粗糙隆起，叫髂耻隆起，耻骨梳的前下内侧端终于一个突向前的隆起，此隆起叫耻骨结节。耻骨结节向内侧是一条横行骨嵴，叫耻骨嵴。耻骨上、下支连接处的内侧面是呈矢状位的椭圆形粗糙面，叫耻骨联合面。耻骨下支与坐骨支连接形成耻骨弓。双侧耻骨弓之间的夹角是耻骨下角。

（二）自由下肢骨

1.股骨（femur）　位于股部，是人体最长的长骨。对照骨架，找到离体股骨，认清它的上端和下端。观察其上端，上端呈球形结构叫股骨头。头的顶端稍下处有一小凹，叫股骨头凹。股骨头与髋臼相关节。与股骨头相接的是较细的股骨颈。股骨颈并非垂直伸向上方，而是伸向前上内侧。借此可以区分股骨的内外侧。股骨颈与股骨体交界处有两个隆起，其中上方一个粗大呈方形的叫大转子，位于外侧。下方一个小的叫小转子，位于后内侧。可借此分清股骨前后。辨别你观察的股骨是哪侧的，并在骨架上加以验证。继续观察股骨上端。大小转子之间的骨面上，前面为一条粗糙线，叫转子间线；后面为一明显的骨嵴，叫转子间嵴。股骨体呈圆柱形，略向前凸。体的后面有一条纵行粗糙的骨嵴，叫粗线，沿粗线向上追索，可见它在股骨中、上 1/3 交界处附近分为两股继续往上延伸。外侧的一股向上外侧，大转子方向延伸，终于一个稍隆起的粗糙面，叫臀肌粗隆。内侧的一股向上内侧延续为耻骨肌线。粗线的下部也分为两股。其间的三角形平滑骨面叫腘面。

股骨下端膨大。从后面可见到两个大突起，表面均为关节面，分别叫做内侧髁和外侧髁，两髁后面之间为一深窝，叫髁间窝。两髁前面之间稍凹处有关节面，称为髌面。内、外侧髁侧面最突起部分分别称内上髁和外上髁。前者比后者大而明显。在内上髁上方的一小突起名为收肌结节。

2. 髌骨（patella） 是人体最大的籽骨。对照骨架找到离体的髌骨。观察它的周围轮廓。有一处较突出，显得似一个尖的部分是朝向下的，有关节面的一面是后面。关节面被一纵行的隆起，分为内外侧两部，外侧部较大，内侧部较小，与股骨的髌面相接。

3. 胫骨（tibia） 在骨架上观察，小腿有两个骨，内侧较粗大的是胫骨，外侧较细小的是腓骨。到离体胫骨标本上观察。胫骨的上端比下端大，下端的内侧向下伸出下一个突起叫内踝。骨体呈三棱柱形，最突出的缘是前缘。据以上三点，辨明你观察的胫骨标本是哪一侧的。胫骨的上端向内外侧膨大较多，向前后方向膨大较少。上端向内侧的膨大叫内侧髁，向外侧的膨大叫外侧髁，两髁的上面为关节面，与股骨相应的髁相关节。两髁的关节面之间有向上伸出的突起，叫髁间隆起。外侧髁后面偏下处，有一略圆形的关节面，叫腓关节面。胫骨前缘的上端有一粗糙的隆起，叫胫骨粗隆。胫骨体的外侧缘叫骨间缘；后面的上份有一个由外上斜向内下的粗糙线，叫比目鱼肌线。胫骨下端的下面和内踝的外侧面都是关节面，下端的外侧面有略凹的腓切迹。

4. 腓骨（fibula） 两端虽均膨大，形态相似，但有一端膨大部分较宽短，此部分则是它的上端，叫腓骨头，其内上方有腓骨头关节面，与胫骨腓关节面相关节。头下方渐变细的部分（比腓骨体粗）叫腓骨颈。腓骨的下端叫外踝，其内侧面有一个关节面，叫外踝关节面。关节面的后方有一略深的窝，叫外踝窝，朝向后内侧。试分辨你观察的腓骨是哪一侧的。

对照骨架，找到足骨标本进行观察。足骨包括跗骨、跖骨、趾骨。足骨从前往后排列呈弓形，凸面朝上，第1趾的骨最粗，位于内侧。根据这些，不难分辨足骨标本是哪一侧的。

5. 跗骨（tarsal bones） 是位于足骨标本后份七块骨的总称（图11）。这七块骨均属于短骨。最大的、最后方的是跟骨。跟骨的后端有一粗大的隆起，叫跟骨结节。在跟骨的前上内侧是

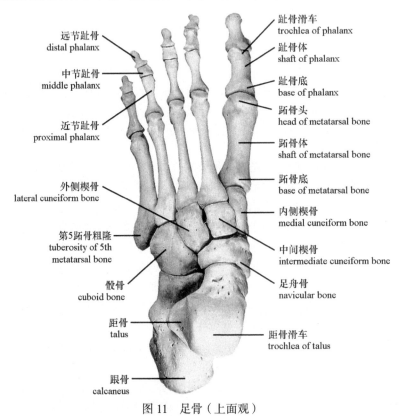

图 11　足骨（上面观）

位置最高的距骨。距骨的前部略小而圆是距骨头。距骨头后接距骨颈。距骨的其余部分叫距骨体。距骨体的上面和两侧面都是关节面，叫距骨滑车，与内、外踝的关节面相关节。紧接距骨的前方是足舟骨。足舟骨的前方列三个骨，从内侧往外侧依次是内侧楔骨、中间楔骨、外侧楔骨。外侧楔骨的外侧、跟骨的前方是骰骨。

6. 跖骨（metatarsal bones） 共 5 块。位于跗骨的前方，从内侧向外侧依次为第 1～5 跖骨，它们的后端叫跖骨底，前端名跖骨头，中部是跖骨体。第 5 跖骨底向后外侧突出的部分，称为第 5 跖骨粗隆。

7. 趾骨（phalanges of toes） 共 14 块。拇趾有近节趾骨和远节趾骨。其余四趾各有近节趾骨、中节趾骨和远节趾骨。

对照骨标本，在活体上摸清下列骨性标志：髂嵴、髂前上棘、耻骨结节、坐骨结节、股骨大转子、股骨内外上髁、髌骨、胫骨粗隆、胫骨前缘、内踝、腓骨头、外踝、跟骨结节。

【课堂互动与提问】

（1）上、下肢骨各包括什么骨？

（2）上肢带骨、下肢带骨和四肢大的长骨的形态结构是怎样的？

（3）腕骨和跗骨各包括什么骨？它们是怎样排列的？

（4）比较上下肢骨的相似与不同之处，并讨论其功能特点。

（5）在活体上触摸下列骨性标志：锁骨、肩胛冈、肩峰、肩胛下角、喙突、肱骨大结节、肱骨内上髁、肱骨外上髁、尺骨鹰嘴、尺骨头、桡骨头、桡骨茎突、尺骨茎突、豌豆骨、髂嵴、髂结节、髂前上棘、髂后上棘、坐骨结节、耻骨结节、股骨大转子、股骨内侧髁、股骨外侧髁、胫骨粗隆、胫骨前缘、内踝、腓骨头、外踝、跟骨结节、第 5 跖骨粗隆。

（吕运成）

第四节 颅 骨

【实验目的与要求】

（1）掌握脑颅和面颅各骨的名称、位置。

（2）掌握下颌骨的分部及形态结构；了解筛骨、蝶骨、额骨、枕骨、颞骨、上颌骨的分部。

（3）掌握颅的整体观：前面、侧面、颅底内面和外面的形态结构。

（4）掌握新生儿颅的特征，了解其出生后的变化。

【实验难点】

（1）筛骨、蝶骨、颞骨的位置、分部。

（2）翼腭窝的位置及连通、骨性鼻腔、鼓室盖、颅底外面观。

【实验材料】

（1）整颅。

（2）去顶颅。

（3）半边颅。

（4）游离颞骨、额骨、顶骨、枕骨、上颌骨。

（5）下颌骨。

（6）盒装蝶骨、筛骨。

（7）蝶骨、筛骨、颞骨模型。

（8）去顶颅模型。

（9）瓶装新生儿颅。

【注意事项】

颅骨骨质较薄，注意轻拿轻放；不要将手指伸入颅骨眼眶和鼻腔内，以免破坏标本。观察孔洞时可用细铁丝通入，以了解孔洞通向何处。

【实验观察】

一、颅 的 组 成

人体颅由 23 块骨组成。其中脑颅骨 8 块，面颅骨 15 块。

在整颅标本或模型上观察。从前面看，可见三个呈倒"品"字形排列的大孔。上方两个略呈方形，叫眶口。眶口向后延伸的锥体形腔隙称眶。下方一个呈梨形，叫梨状孔。此孔向后延伸的腔隙为骨性鼻腔，鼻腔的下壁构成口腔的顶。从颅顶上面看，前上方有一近于冠状位的骨缝叫冠状缝；颅顶正中线上有一呈矢状位的缝，叫矢状缝。矢状缝后端左右分开，呈"人"字形，称人字缝。在锯除颅的顶部（颅盖），即在去顶颅标本上，或将整颅模型的颅盖取下来，可以看见颅内有一大空腔，叫颅腔，此处用来容纳脑。凡参与围成颅腔的各骨合称为脑颅骨；其余参与围成眶、鼻腔、口腔、构成颜面部支架的骨统称为面颅骨。

（一）脑颅骨

位于额前部、眶上方的一大块骨叫额骨。位于冠状缝后方、矢状缝两侧的是顶骨，左右各一。顶骨最隆凸处称顶结节。人字缝后下方的一大块骨是枕骨。在颅的侧面、顶骨的下方可见一块鱼鳞状的扁平骨片，称颞骨，左右各一。位于颞鳞的后下方及乳突部的前方有一孔名外耳门，通向内为骨性外耳道。在去顶颅标本上观察，从上往下看，可见颅腔底壁的内面（颅底内面）后部的中央有一大孔，叫枕骨大孔，是枕骨上的结构。大孔的前外侧有高隆起呈三棱锥形的结构为颞骨的一部分，叫锥体或岩部。锥体尖伸向前内侧，底端偏向后外侧。颞骨与枕骨的前方有一呈蝴蝶形的骨叫蝶骨。在蝶骨中部的前方，可见许多小孔的区域叫筛板。筛板的正中向上的突起叫鸡冠。筛板、鸡冠都是筛骨上的结构。筛板两侧，构成眶顶壁（上壁）的骨板是额骨的眶部。综上所述，脑颅骨有不成对的额骨、枕骨、蝶骨、筛骨和成对的顶骨、颞骨，共 8 块。

（二）面颅骨

在整颅上观察。从前面看，眶前部的前外侧，即面部最宽的部位是颧骨。颧骨的内侧是较大的上颌骨，左右各一，其下缘长有牙齿。位于梨状孔上方正中线两旁的长条小骨是鼻骨。鼻骨的外侧是上颌骨的额突。该突的后方（眶内侧壁的前下部）是泪骨。从下面观察上颌骨，可见上颌骨参与口腔顶壁的构成。口腔的顶壁叫腭，此处看到的是腭的一部分，即骨腭。骨腭的前 2/3 是由上颌骨的腭突构成，后 1/3 是腭骨的水平板。腭骨的另一部分呈垂直位，位于鼻腔外侧壁的后部，称垂直板。从后方观察鼻腔，可见正中面上有一骨片，叫犁骨，它与筛骨的垂直板共同构成骨性鼻中隔。从前方和后方观察鼻腔，其中最长最下方的是下鼻甲骨。至此我们已经观察了 13 块面颅骨，即成对的颧骨、上颌骨、鼻骨、泪鼻、腭骨、下鼻甲骨和不成对的犁骨。此外，还有下颌骨和舌骨各一块。它们都不与其他颅骨直接连结。下颌骨在整颅模型和骨架的颅上可看到，呈马蹄铁形。在桌上的标本中很容易辨出游离的下颌骨。舌骨也呈马蹄铁形，但比下颌骨小得多，在活体上位于下颌骨的后下方，喉的上方。先对照教材舌骨图观察，舌骨的中部叫舌骨体，舌骨体的两端向后伸出的细长突起叫大角，体与大角交界处有伸向后上方的短小突起，叫小角。然后观察玻璃罩内的舌骨标本，多数标本上，小角脱落，故看不到小角。

二、分离颅骨

分离颅骨共 23 块。现在对照整颅观察几块形态结构比较复杂的分离颅骨，主要观察与掌握它们的分部及各部在整颅上的位置。观察时，可将分离颅骨与整颅上的同名骨的方位摆成一致，最好置于解剖方位，以便观察。

1. 颞骨（temporal bone）　对照去顶颅，找到分离的颞骨。颞骨以外耳门为中心分为三部。外耳门前上方呈鳞片状部分是鳞部（即颞鳞）。鳞部外面下部向前水平伸出一个突起，叫颧突，与颧骨的一个颞突共同构成颧弓。颞骨颧突的根部下面的深窝是下颌窝，下颌窝后方的弯曲骨片为鼓部，它从前、下、后围绕外耳道，余部为岩部，又名锥体。

2. 蝶骨（sphenoid bone）　对照去顶颅找到蝶骨观察。它可分为体、小翼、大翼、翼突四部。蝶骨的中间部分叫体，呈立方形，内有空腔叫蝶窦。找半边颅观察一下蝶窦。从体的前上部向两侧平伸的狭长骨片叫小翼；从体的中部两侧延伸，继而扩展并翘向上的骨片叫大翼。从体与大翼相连处向下伸出的一对突起叫翼突。翼突向后敞开为两片，分别叫翼突内侧板和翼突外侧板。

3. 筛骨（ethmoid bone）　先对照教材筛骨图观察，筛骨分为三部分，即筛板、垂直板和位于垂直板两侧的筛骨迷路。对照去顶颅与筛骨模型观察。筛板位于颅底前部的中央，上有许多小孔，叫筛孔。从整颅前方观察，鼻腔正中有一呈垂直位的骨板，把鼻腔分为左、右两半，是骨性鼻中隔。鼻中隔后下份为犁骨、前上大部就是筛骨垂直板。垂直板的两侧是筛骨迷路，构成鼻腔外侧壁的一部分。筛骨迷路的外侧面还参与构成眶的内侧壁。在盒装的筛骨或筛骨模型上认清它的各个结构：鸡冠、筛板、垂直板、筛骨迷路，体会各结构在整颅上的位置。

4. 上颌骨（maxilla）　对照整颅及教材上颌骨图找到分离的上颌骨（有些分离上颌骨上连有颧骨、腭骨）。辨清它是哪一侧的，分清其前后、上下、内外侧。上颌骨可分为一体和四个突起。即位于上颌骨中部最大的部分是上颌体，其内有一大空腔，叫上颌窦。向上内侧伸出的细长突起叫额突；向上外侧伸出的粗短的突起叫颧突；向下形成弓形的突起叫牙槽突；向内侧伸出一水平板状突起叫腭突。两侧腭突在中线相接，构成骨腭的前 2/3。骨腭的后 1/3 由两侧腭骨水平板在中线相接而成。

5. 下颌骨（mandible）　呈马蹄铁形。两侧后端向上翘起的部分叫下颌支，其余部分为下颌体，两者交界处为下颌角。先观察下颌支，其上端有两个突起，前方的为冠突，后方的为髁突，两突之间的凹陷为下颌切迹。髁突的上端膨大，有关节面，称下颌头，头下方较细处是下颌颈。下颌支内面的中部有一孔，称下颌孔。此孔通至骨内的管道叫下颌管。下颌体呈弓形，凸向前，其上缘构成牙槽弓，是下颌牙齿所在位置；下缘肥厚叫下颌底。体的前外侧面的孔叫颏孔。体前面正中的下份有向前隆起的颏隆凸，与之相对应的后方正中线处可见小突起，叫颏棘。

三、颅的整体观

观察整颅上各结构时，注意它们由哪些骨构成或是属于什么骨上的结构。

（一）前面观

从整颅的前面观看，可见到双侧的眶、骨性鼻腔等结构（图 12）。

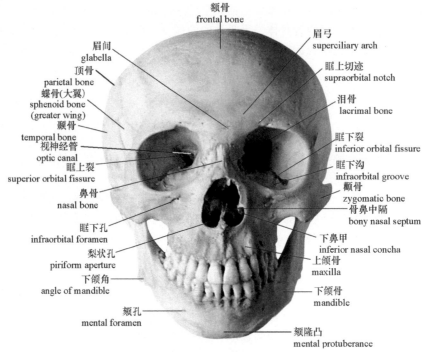

额骨
frontal bone

眉弓
superciliary arch

眉间
glabella

眶上切迹
supraorbital notch

顶骨
parietal bone

蝶骨(大翼)
sphenoid bone
(greater wing)

泪骨
lacrimal bone

颞骨
temporal bone

眶下裂
inferior orbital fissure

视神经管
optic canal

眶下沟
infraorbital groove

眶上裂
superior orbital fissure

颧骨
zygomatic bone

鼻骨
nasal bone

骨鼻中隔
bony nasal septum

眶下孔
infraorbital foramen

下鼻甲
inferior nasal concha

梨状孔
piriform aperture

上颌骨
maxilla

下颌角
angle of mandible

下颌骨
mandible

颏孔
mental foramen

颏隆凸
mental protuberance

图 12 颅（前面观）

　　眶为一对宽阔深陷四面锥体形的腔，尖朝向后内侧，底即眶口，朝向前外侧。底的上、下缘分别叫眶上缘和眶下缘。眶上缘内 1/3 与外 2/3 交界处有一缺口，叫眶上切迹，部分个体则形成孔，叫眶上孔，眶上缘内侧半上方呈一弓形隆起，叫眉弓。眉弓深面，额骨的内部有空腔，叫额窦。找个半边颅骨观察额窦，眶下缘中点下方 0.5 ～ 1cm 处有眶下孔。

　　在眶的最后端有一圆形孔，叫视神经管。此管的外侧，眶顶壁与外侧壁交界处的后半有一较宽的裂隙，叫眶上裂。眶外侧壁与下壁交界处的后 2/3 为一较狭长的裂隙，叫眶下裂。两裂的后端彼此相连。从眶下裂中部偏前处开始，沿眶下壁（底壁）向前有一条沟，叫眶下沟。此沟继续往前则为一骨管，叫眶下管。该管的前端就是眶下孔。可以用细铁丝从眶下孔通入眶下管至眶下沟。眶内侧壁的前下部，由泪骨和上颌骨的额突围成一梭形的窝叫泪囊窝。泪囊窝向下以鼻泪管通向鼻腔。用手指触摸眶顶壁的前外侧部，可感觉有一大而浅的窝，是泪腺窝。

　　骨性鼻腔的前开口是梨状孔，后开口是鼻后孔，鼻腔中部以骨性鼻中隔分为左右两半。经梨状孔和鼻后孔向鼻腔观察，看清下鼻甲骨。在下鼻甲骨的上方的骨片叫中鼻甲。从鼻后孔看清下鼻甲骨和中鼻甲。在中鼻甲上方还能看到一块很小的骨片，叫上鼻甲（可请老师帮忙指点，从梨状孔向后，不能观察到上鼻甲）。中鼻甲和上鼻甲都是筛骨迷路的突起。每个鼻甲下方的空隙叫鼻道。名称与各鼻甲的名称相应，即上鼻道、中鼻道和下鼻道。在中鼻甲的后方还可见一圆形的孔，叫蝶腭孔。

（二）侧面观

　　参阅教材颅骨侧面观图（图 13），从侧面观察整颅可见到颧弓、外耳门。外耳门后方有一向下的突起，叫乳突。在额骨上，从与颧骨相接处的外后缘开始，可见一条行向上后的弧形隆起，叫颞线。其后部分为上、下两条粗糙骨线（或稍隆起），分别为上颞线和下颞线。两线呈弧形越过顶骨后，弯向前下行并合为一条，连于颧弓上缘。上述一圈结构所包围的范围叫颞窝。它位于颧弓水平以上。在颞窝底（内侧壁），额骨、顶骨、颞骨和蝶骨相会合处，叫翼点，通常为一"H"形骨缝。在颧弓水平以下，上颌体的后方，翼突的外侧、下颌骨的内侧是颞下窝。在上颌骨与翼突之间的小腔隙叫翼腭窝。

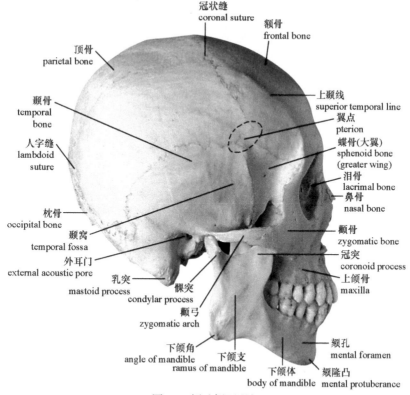

图 13　颅（侧面观）

（三）颅底内面观

在去顶颅标本上观察颅底的内面（图 14）。颅底内面高低不平，从前往后呈现三级阶梯状的窝，分别叫做颅前窝、颅中窝和颅后窝。

1. 颅前窝（anterior cranial fossa）　位置最高，由额骨眶部、筛骨筛板的小部分、蝶骨上面的前部及它的小翼构成。前部的正中有筛板和向上突的鸡冠，筛板上有许多筛孔，向下通鼻腔。

2. 颅中窝（middle cranial fossa）　位置比颅前窝低，比颅后窝高。前与颅前窝以蝶骨小翼后缘和交叉前沟（后述）的前缘为界。后以鞍背上缘（后述）和两侧颞骨岩部的上缘与颅后窝为界。颅中窝的中部是蝶骨体。其上面呈现为前后高、中间低的马鞍形，叫蝶鞍。蝶鞍中部的凹陷叫垂体窝。垂体窝的前方有一横置的隆起，叫鞍结节。鞍结节前方的横行浅沟叫交叉前沟，其左右端接视神经管。视神经管外侧伸向后的突起叫前床突。垂体窝后方的横位隆起叫鞍背，鞍背两侧角向上突叫后床突。蝶鞍两侧有呈矢状位的浅而宽的沟，叫颈动脉沟。沟向后经破裂孔接颈动脉管内口。颅中窝的外侧部比中部低凹，由蝶骨大翼、颞鳞和颞骨岩部的前面构成。蝶骨大、小翼之间的裂隙是眶上裂。此裂下内侧端的后外侧有一通向前方的孔，叫圆孔。用细铁丝经圆孔往前通，再从颅外侧面观察，可见细铁丝到达翼腭窝。在圆孔的后外侧有卵圆孔，紧接卵圆孔的后外侧是一个小而圆的棘孔。它们都向下通到颅底外面。眶上裂、圆孔、卵圆孔、棘孔从前往后依次排列成一条弧线。从棘孔走向颅腔侧壁的沟叫脑膜中动脉沟，沟的一个分支（前支）走向翼点的深面。在破裂孔的后外侧，颞骨岩部尖端的前面，有一微凹的压迹（用手指摸一下体会），叫三叉神经压迹。岩部前面的中部有向上的隆起，叫弓状隆起（为岩部的中央最高的部分）。弓状隆起的前外侧是鼓室盖。沿岩部的上缘有一浅沟，叫岩上窦沟，此沟在有些标本上并不明显。

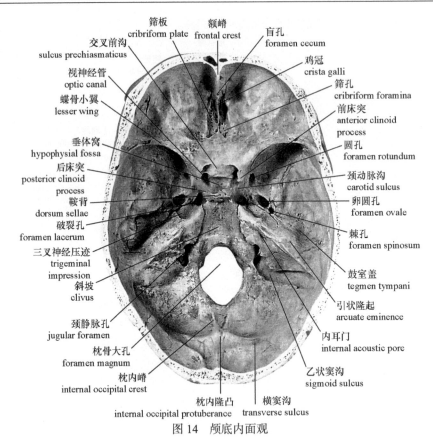

图 14 颅底内面观

3. 颅后窝（posterior cranial fossa） 位置最低。窝底中央有枕骨大孔。大孔前方呈斜坡形骨面，叫斜坡，它由枕骨和蝶骨共同构成。斜坡的外侧缘与颞骨岩部之间是一条裂隙状的沟，叫岩下窦沟。此沟的后下端连于一个不规则的孔，此孔叫颈静脉孔。颈静脉孔的正上方、岩部后面可见一孔，叫内耳门，由此孔通入岩部的管道叫内耳道。颈静脉孔的下内侧、枕骨大孔前外侧缘上有一短骨管叫舌下神经管。有一条骨嵴从枕骨大孔后缘中点向后上延伸，至距大孔后缘约 5cm 处，局部隆起，叫枕内隆凸。枕内隆凸两侧有水平走向外前方的浅沟，叫横窦沟。横窦沟在岩部后端的后方弯转向下，改名乙状窦沟，其下端接颈静脉孔。

（四）颅底外面观

将颅翻转，观察颅底的下面（颅底外面）（图 15）。先找到枕骨大孔，在大孔的后方，有一条骨嵴从大孔后缘中点向后上延伸（有些标本此骨嵴不明显），其后上端呈局部隆起，叫枕外隆凸，与枕内隆凸的位置相对应。枕骨大孔的前外侧，每侧有一个椭圆形的隆起，叫枕髁，其下表面有关节面，与寰椎的上关节凹相关节。枕髁后方有时可见一孔道，称髁管。枕髁根部有一向前外方向开口的舌下神经管，其外口的外侧是颈静脉孔和颈静脉窝。颈静脉窝位于颈静脉孔的外侧。左右两个颈静脉窝常不对称，一般右侧较大。颈静脉窝前方呈圆形的孔是颈动脉管外口。沿颈动脉管外口向前内侧通向颈动脉管，位于颞骨岩部，其内口在岩部的尖端，通向破裂孔。找一块分离颞骨观察颈动脉管及其内、外口。在颈静脉窝的外侧有一垂直向下的细长突起，叫茎突（有些标本的茎突可能断掉了），茎突根部后方有一小孔，为茎乳孔，再向后外侧的明显的骨性隆起是乳突。紧靠茎突根部的前方是颞骨的鼓部，鼓部前外侧的深窝是下颌窝，与下颌骨上的下颌头相关节。下颌窝的前缘隆起，是关节结节。下颌窝的内侧，颈动脉管外口的前方有棘孔和卵圆孔。棘孔位于后外侧，较小，卵圆孔位于前内侧，较大。

在鼻后孔的外侧可看到蝶骨的翼突向后敞开为两个骨板，内侧较窄的是翼突内侧板，外侧较宽的叫翼突外侧板。内外侧板之间的窝叫翼窝。在内侧板后缘的上端上方、破裂孔的前端处有一管口向前通至翼腭窝，此管叫翼管（此处部位较隐蔽，请老师示教）。最后观察骨腭。骨腭由上颌骨腭突和腭骨水平板构成，其正中线前端可见一较大的孔，叫切牙孔。由切牙孔通至鼻腔的管道是切牙管，在腭骨水平板的外侧端，可以看见每侧有两三个孔，其中最大的孔位置靠前，叫腭大孔，其余的孔较小位置偏后叫腭小孔。

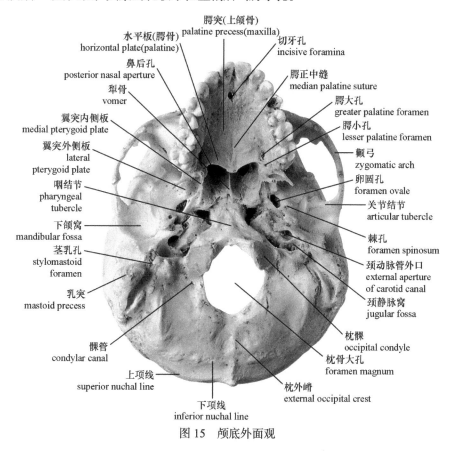

图 15 颅底外面观

四、观察婴儿头颅湿标本

此标本上颅顶部的软组织已被剥除。标本上可见额骨由左右两部分构成，这是因为额骨是由左右两个骨化中心发育而来的，婴儿时期额骨尚未愈合。两侧顶骨易于辨认。在额骨与顶骨之间，相当于矢状缝与冠状缝相交处有一菱形区域，是膜性的，没有骨质，叫前囟。在顶骨与枕骨之间，即矢状缝与人字缝交界处也有一个呈三角形的囟，叫后囟。

对照标本，在活体上摸清下列骨性标志：枕外隆凸、乳突、颧弓、眶上缘、眶下缘、下颌角、下颌骨髁突、舌骨体及大角。

【课堂互动与提问】

（1）按颅骨所在的位置，颅骨可分为哪两部分？它们由哪些骨参与组成？各骨在整颅中位于什么部位？各骨上有哪些主要结构？

（2）颅底内、外面观有哪些结构及重要裂孔？

（陈胜华）

第二章 骨 连 结

【实验目的与要求】

（1）了解纤维连结、软骨连结和骨性结合。

（2）掌握关节的基本结构和辅助结构。

（3）掌握脊柱的组成、连结、分部、形态特点和功能。

（4）掌握胸廓的组成、形态特点和功能。

（5）熟悉颞下颌关节的构成、结构特点、运动形式。

（6）掌握肩关节、肘关节、腕关节、拇腕掌关节的构成、结构特点和运动形式；熟悉前臂骨的连结和运动形式；了解上肢其他关节的构成和运动。

（7）掌握骨盆的组成、分部，了解其性别差异；掌握髋关节、膝关节、踝关节的构成、结构特点和运动形式；掌握足弓的构成和功能，足内、外翻的关节；了解下肢其他关节的构成和运动。

【实验难点】

（1）囊内韧带与关节腔的关系。

（2）下颌关节的运动。

（3）肩、肘、髋关节的韧带，桡尺远侧关节盘，跗横关节。

（4）拇腕掌关节的运动形式。

（5）前臂旋前、旋后和足内、外翻运动的关节。

【实验材料】

1. 骨标本

（1）骨架。

（2）颅和下颌骨。

（3）足骨。

（4）骨盆。

（5）离体四肢骨。

2. 湿标本

（1）离断脊柱显示椎间盘、前纵韧带、后纵韧带、椎弓间连结、项韧带。

（2）下颌关节。

（3）胸肋关节。

（4）肩关节、肘关节、前臂骨间膜、手关节。

（5）骨盆。

（6）髋关节、膝关节、踝关节、足的关节。

【注意事项】

（1）同学们第一次接触湿标本，应克服心理障碍，多动手，勤观察。

（2）注意爱护标本，不得用力牵拉，不得使用刀剪。

（3）保持标本清洁湿润，丢弃物（手套、口罩）应置于垃圾斗内。

【实验观察】

第一节　总论　中轴骨连结

一、骨连结总论

（一）直接连结

1. 纤维连结（fibrous joint）　骨间连结物为纤维结缔组织。观察前臂骨间膜、颅骨的缝、椎骨棘突之间的棘间韧带。

2. 软骨连结（cartilaginous joint）　骨间连结物为软骨。观察第一肋与胸骨之间的连结及椎体间的连结。

3. 骨性结合（synostosis）　骨间连结物为骨组织。观察骶骨。

（二）间接连结（关节）

1. 关节的基本结构　在切开关节囊的肩关节标本上观察。

（1）关节面（articular surface）：指骨与骨相连处的光滑面。关节面上复有薄层的关节软骨，颜色较白，与干标本比较一下。

（2）关节囊（articular capsule）：包围在关节面周围的纤维结缔组织囊。关节囊分为两层，外层粗糙是纤维层，内层光滑是滑膜层。

（3）关节腔（articular cavity）：为关节囊滑膜层和关节软骨之间密闭的窄隙。标本上关节囊已切开，就意味着关节腔已打开。

2. 关节的辅助结构　留待观察各关节时再看。

二、中轴骨连结

中轴骨连结主要包括颞下颌关节、椎骨间连结、肋的连结、胸廓、脊柱。

（一）颅骨的连结

颞下颌关节（temporomandibular joint）：各颅骨之间大多数以缝的形式连结，一部分以软骨连结形式进行连结，仅有颞骨与下颌骨之间形成关节，即颞下颌关节。先在骨架上观察，可见颞下颌关节面由颞骨的下颌窝、关节结节和下颌骨的下颌头组成，取颞下颌关节标本观察，轻轻拉动下颌骨可见其关节囊很松弛。再观察打开了关节囊的标本，拉下颌骨向下，可见下颌头与下颌窝之间有一片状结构，将关节腔分成上下两部分，此结构叫关节盘，属关节的辅助结构之一。

（二）椎骨间连结

椎骨间连结（图16，图17）包括椎体间的连结和椎弓间的连结。

1. 椎体间的连结　其连结结构有前纵韧带、后纵韧带和椎间盘。在脊柱湿标本上观察，可见椎体与椎体之间稍显膨大而凸出，此处即介于椎体之间的椎间盘（图18）。在椎体和椎间盘的前面，有一条纵行的扁而宽的纤维带，叫前纵韧带。取锯除椎弓的脊柱标本观察椎体和椎间盘的后面，也可见到一条纵行的纤维带，叫后纵韧带。它比前纵韧带窄而薄。在椎间盘横切面标本上观察，可见切面周围是多层环形的结构，叫纤维环。切面的中央部分质地柔软，叫髓核。

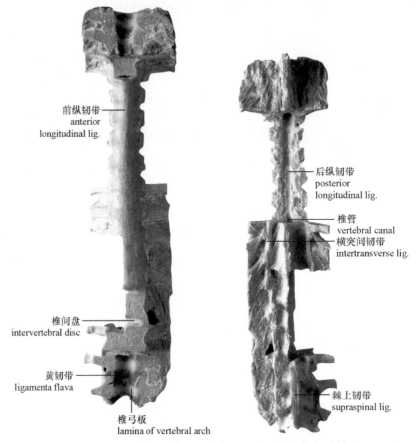

前纵韧带
anterior
longitudinal lig.

后纵韧带
posterior
longitudinal lig.

椎管
vertebral canal

横突间韧带
intertransverse lig.

椎间盘
intervertebral disc

黄韧带
ligamenta flava

椎弓板
lamina of vertebral arch

棘上韧带
supraspinal lig.

图 16　椎骨间的连结（前面观）　　　图 17　椎骨间的连结（后面观）

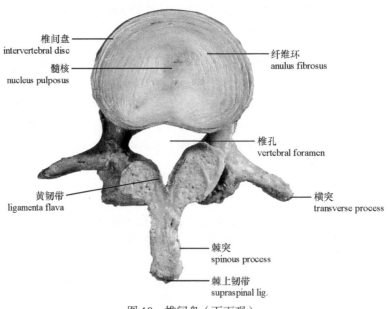

椎间盘
intervertebral disc

髓核
nucleus pulposus

纤维环
anulus fibrosus

椎孔
vertebral foramen

黄韧带
ligamenta flava

横突
transverse process

棘突
spinous process

棘上韧带
supraspinal lig.

图 18　椎间盘（下面观）

2. 椎弓间的连结 取锯除椎体的脊柱标本进行观察。从前面看，可见各椎弓板之间有呈淡紫色（新鲜时呈黄色）的韧带，叫黄韧带。从侧面看各棘突之间的结缔组织叫棘间韧带。从后面看，纵行覆盖各棘突末端的一条略宽的纤维结缔组织束叫棘上韧带。棘上韧带在颈部增宽成膜状，改名叫项韧带（在专门显示项韧带的标本上进行观察）。间接连结有关节突关节，由相邻椎骨的上、下关节突构成。

（三）肋的连结

1. 肋椎间的连结 取肋椎关节标本观察。

（1）肋头关节：是由胸椎椎体两侧的肋凹与肋骨头关节面构成。

（2）肋横突关节：由胸椎横突肋凹与肋骨的肋结节关节面构成。

肋头关节和肋横突关节总称为肋椎关节，轻轻转动肋骨后端，可见肋骨前端有小幅度的上升下降运动。

2. 胸肋间的连结 是指肋软骨与胸骨之间的连结。取胸肋关节湿标本观察，先辨清第1～7肋软骨，然后轻轻地逐个扳动第2～7肋软骨，可见它们与胸骨之间有窄小的关节腔，第1肋与胸骨之间则没有。所以第2～7肋软骨与胸骨之间的连结统称为胸肋关节，而第1肋与胸骨之间的连结叫第1肋胸结合。相邻肋之间隙称肋间隙。

（四）胸廓

在骨架上观察胸廓（thorax）（图19）。它由12个胸椎，12对肋和1个胸骨连结而成。胸廓略呈圆锥形，其上部较窄，下部较宽，左右径大于前后径，它有上下两个口。胸廓上口向前下倾斜，由第1胸椎、第1肋及胸骨柄上缘围成。下口很大、不规则，由第12胸椎、第12肋、第11肋、肋弓及剑突围成。两侧肋弓夹角称胸骨下角。

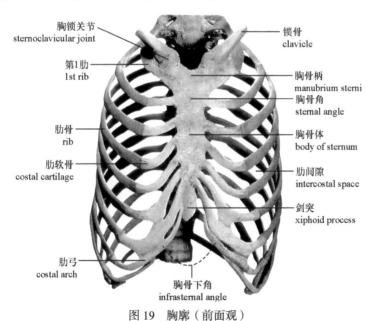

图19 胸廓（前面观）

（五）脊柱

脊柱（vertebral column）由所有椎骨及其连结装置构成。在骨架上观察脊柱，从前面看，可见各椎骨的椎体从上向下基本是逐渐加大的。从侧面看，脊柱呈"S"形，有颈、胸、腰、骶四个弯曲，其中，颈、腰两曲凸面向前；胸、骶两曲凸面向后。从后面看，可见各棘突所形成之纵嵴。棘突在颈部较短，近水平位，胸部较长，斜向后下，在腰部则呈水平位向后伸出。脊柱可作屈、伸、侧屈、旋转和环转运动（课后请同学们做一做脊柱的各种运动）。

（洪　丽）

第二节　四肢骨连结

在标本上重点观察关节的结构特点，结合活体进行关节的运动。

一、上肢骨的连结

（一）上肢带骨的连结

1. 胸锁关节（sternoclavicular joint）　取胸锁关节标本观察，胸锁关节由锁骨的胸骨端与胸骨的锁切迹构成，关节内由关节盘将关节腔分隔为上外和下内两部分。此关节可做三轴运动：沿矢状轴做上下运动；沿垂直轴做前后运动；沿额状轴做旋转运动。

2. 肩锁关节（acromioclavicular joint）　在肩关节标本上观察，可见此关节由锁骨肩峰端与肩峰关节面构成。属平面关节，活动度很小。

（二）自由上肢骨的连结

1. 肩关节（shoulder joint）　由肱骨头及肩胛骨关节盂构成。

取未切开的肩关节标本观察，可见关节囊的近侧端附着于肩胛骨关节盂周缘，远侧端附于肱骨的解剖颈。囊的前上部稍增厚（标本不清楚）是因为有喙肱韧带之故。取切开囊壁的肩关节标本观察，可见关节盂的周缘有一圈颜色较深的软骨结构，叫盂唇（属关节的辅助结构关节唇）（图20）。关节囊内有一圆索状结构，是肱二头肌长头腱，它经结节间沟进入肩关节，跨肱骨头的上方，连于盂上结节。在喙突与肩峰之间还可见有一结缔组织束连于之间

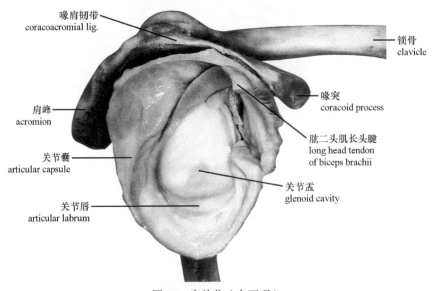

图 20　肩关节（内面观）

喙肩韧带。肩关节是典型的球窝关节，是人体运动幅度最大的关节。可做三轴运动，臂向前后移动，向前运动叫屈，向后运动叫伸，肩关节的屈伸运动是沿额状轴进行的。臂向内外侧方向运动，向外侧运动叫展，向内侧运动叫收，肩关节的展收运动是沿矢状轴进行的；臂做原位旋转，前面转向内侧的运动叫内旋，相反方向的运动叫外旋，肩关节的旋转运动是沿垂直轴进行的。以肩关节为支点，上肢远侧端做划圈运动，这就是肩关节的环转运动，它是屈展伸收的依次连续运动。

2. 肘关节（elbow joint） 包括三个关节，即由肱骨滑车与尺骨滑车（半月）切迹构成的肱尺关节；肱骨小头与桡骨头关节凹构成的肱桡关节和由桡骨头环状关节面与尺骨的桡切迹构成的桡尺近侧关节。这三个关节共同包在一个关节囊内。

在未切开关节囊的肘关节标本上观察，可见关节囊的前后壁薄弱，两侧有韧带加强，内侧为尺侧副韧带、外侧为桡侧副韧带，在囊壁外侧部下部可见一半环状纤维束，叫桡骨环状韧带，它包绕桡骨头，约束桡骨头在原位旋动。在已切开关节囊的标本上可看到，此韧带前后分别附于尺骨的桡切迹的前后缘。由于受肱尺关节的滑车的限制，故肘关节主要是在冠状轴上作屈、伸运动。

3. 前臂骨的连结 包括桡尺近侧关节（前述）、桡尺远侧关节（下述）及前臂骨间膜。取前臂骨间膜标本观察，可见桡尺两骨之间有一薄层致密的纤维结缔组织膜，它就是前臂骨间膜。

取手部关节标本观察，可见桡尺远侧关节由尺骨头环状关节面和桡骨的尺切迹构成，关节囊较薄弱。在已切开的腕关节标本上观察，可见在尺骨头下方与月骨、三角骨之间有一块呈三角形的关节盘，此关节盘附于桡骨尺切迹下缘、尺骨茎突的根部，分隔桡尺远侧关节腔与桡腕关节腔。

桡尺近侧关节和桡尺远侧关节为联合车轴关节，运动时前臂做旋转运动。

4. 手关节（joints of hand） 包括桡腕关节、腕骨间关节、腕掌关节、掌指关节、指骨间关节。

（1）桡腕关节：或称腕关节。在已打开桡腕关节囊的标本上观察，可见此关节的近侧关节面由桡骨腕关节面和尺骨头下方的关节盘下面构成，远侧关节面由手舟骨、月骨、三角骨近侧面构成（注意，尺骨和豌豆骨没有参与桡腕关节的构成）。桡腕关节为椭圆关节，可做屈伸收展及环转运动。

（2）腕骨间关节：在手部关节冠状切面标本上观察，位于腕骨之间，属微动关节，一般和桡腕关节同时运动。

（3）腕掌关节：由远侧列腕骨与5个掌骨底构成。除拇指腕掌关节外，其余各腕掌关节彼此连结紧密，活动范围很小。拇指腕掌关节由大多角骨与第1掌骨底构成，取手骨标本观察，可见两骨的关节面均呈马鞍形，第1掌骨掌面对向内侧，不与其他掌骨处于同一平面，再取湿标本观察，可见关节周围包以关节囊，关节囊广阔而松弛。拇指腕掌关节能做屈、伸、收、展、环转及对掌运动。

（4）掌指关节：共5个，对照骨架手骨标本可见掌指关节由掌骨头与近节指骨底构成。再取湿标本观察，可见关节两侧有韧带加强，由于韧带的限制，只能做屈伸收展运动，第2～5指的展收运动以中指的中轴为准，偏离此轴为展，向此轴靠拢是收。拇指的掌指关节一般只能做屈伸运动。

（5）指骨间关节：共9个，属滑车关节，关节囊松弛薄弱，两侧有韧带加强，只能做屈、伸运动。

二、下肢骨的连结

（一）下肢带骨的连结

骨盆（pelvis）由左右髋骨和骶骨、尾骨借直接连结和间接连结形成。直接连结主要有耻骨联合、骶结节韧带、骶棘韧带，间接连结为骶髂关节。

1. 耻骨联合（pubic symphysis） 在干骨盆标本上观察，两侧的耻骨联合面借纤维软骨性的耻骨盘（标本中以泡沫塑料片或橡皮材料代表之）相连结，这就叫耻骨联合。

2. 骶结节韧带（sacrotuberous ligament）**和骶棘韧带**（sacrospinous ligament）（图21） 在湿骨盆标本上观察，辨认骶髂关节和耻骨联合的位置，找到坐骨结节和坐骨棘，在标本上可见，从坐骨结节连至骶骨和尾骨的外侧缘有一条强大的韧带，为骶结节韧带；从坐骨棘向内侧，经骶结节韧带的前面连于骶骨侧缘叫骶棘韧带。这两条韧带与坐骨大切迹围成的孔，叫坐骨大孔，与坐骨小切迹围成的孔叫坐骨小孔。

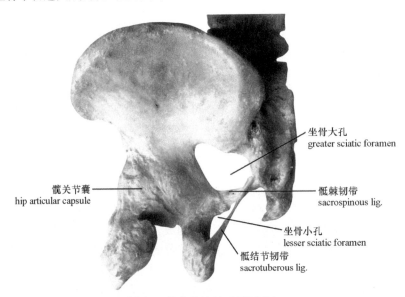

图 21　骨盆的连结（后面观）

3. 骶髂关节（sacroiliac joint） 由骶骨耳状面和髂骨的耳状面构成。关节面凹凸不平，互相嵌合很紧，加之关节囊紧张又有坚强的韧带固定，故关节的运动幅度很小。

取一干骨盆标本，对照课本的描述，掌握骨盆的构成，界线的围成，以及大、小骨盆的入口、出口。

骨盆的解剖位置是双侧髂前上棘和双侧耻骨结节位于的同一冠状面上。

男女骨盆有较大差异，对照教材进行比较。

（二）自由下肢骨的连结

1. 髋关节（hip joint） 由髋臼和股骨头构成。取完整的髋关节标本观察，可见关节囊近侧端附于髋臼周围，远侧端的前部附于转子间线，后部附于股骨颈后方中部。关节囊的周围有韧带加强，其中以前方的髂股韧带最为强大，其上端附于髂前下棘，呈人字形分成两束，止于转子间线。在切开关节囊的标本上观察，可见髋臼为一较深的窝，股骨头的大部分均纳入髋臼内，髋臼边缘可见一圈颜色较深的纤维软骨环即髋臼唇。在髋臼切迹上架有髋臼横韧带，从髋臼横韧带连到股骨头凹的索状结构叫股骨头韧带（图22）。髋关节是杵臼关节，可作三轴的运动。

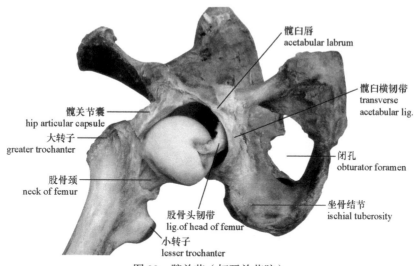

髋臼唇
acetabular labrum

髋臼横韧带
transverse acetabular lig.

髋关节囊
hip articular capsule

大转子
greater trochanter

股骨颈
neck of femur

闭孔
obturator foramen

坐骨结节
ischial tuberosity

股骨头韧带
lig.of head of femur

小转子
lesser trochanter

图22　髋关节（打开关节腔）

2.膝关节（knee joint）　　由股骨下端、胫骨上端和髌骨连结而成（注意：腓骨未参与）。取未切开膝关节囊的标本观察，关节囊薄而松弛，在关节前上方有粗大的肌腱连到髌骨上缘即股四头肌腱，从髌骨下端向下行止于胫骨粗隆的一条坚强韧带叫髌韧带。在关节的内侧面有一条宽的结缔组织带，叫胫侧副韧带，它与关节囊融合在一起。在外侧，可见一条圆索状的韧带从股骨外上髁连到腓骨头，是腓侧副韧带，此韧带与关节囊之间隔有空隙。取打开膝关节囊的标本观察，将膝关节标本扳成屈位，从前面观察（图23），在股骨内外侧髁之间可看到两条韧带，互相交叉，叫膝交叉韧带。其中一条韧带的下端附于胫骨髁间隆起的前部，上端附于股骨外侧髁的内侧面，该韧带叫前交叉韧带；另一条韧带的下端附于胫骨髁间隆起的后部，上端附于股骨内侧髁的外侧面叫后交叉韧带。前后交叉韧带是根据它们在胫骨上附着的位置命名的。

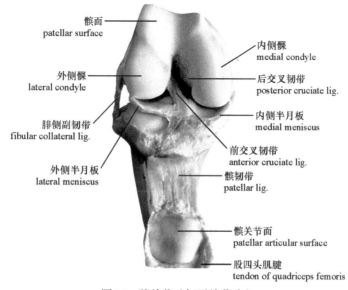

髌面
patellar surface

内侧髁
medial condyle

外侧髁
lateral condyle

后交叉韧带
posterior cruciate lig.

腓侧副韧带
fibular collateral lig.

内侧半月板
medial meniscus

前交叉韧带
anterior cruciate lig.

外侧半月板
lateral meniscus

髌韧带
patellar lig.

髌关节面
patellar articular surface

股四头肌腱
tendon of quadriceps femoris

图23　膝关节（打开关节腔）

再观察股骨内侧髁和胫骨内侧髁之间有一片软骨，叫内侧半月板；两骨外侧髁之间也有一片软骨，叫外侧月板。内、外侧半月板都是属于关节盘。在除去股骨的膝关节下半部标本观察内外侧半月板（图24），它们的周缘较厚，与关节囊愈着，内缘薄游离，它们的两端借结缔组织附于胫骨的髁间隆起。内侧半月板呈"C"形，比外侧半月板略大，外侧半月板接近"O"形。

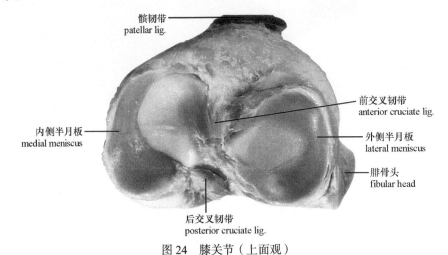

图 24 膝关节（上面观）

膝关节运动主要为屈、伸运动。在半屈膝时，它还可做轻度的旋转运动。

3. 小腿骨间的连结 即胫腓骨之间的连结。其包括胫腓关节、小腿骨间膜和胫腓连结。胫腓关节由胫骨上端的腓关节面和腓骨头关节面构成，此关节是一个平面关节，运动幅度很小；小腿骨间膜是连于胫腓两骨之间的纤维膜；胫腓连结是由胫骨腓切迹和腓骨下端借强韧带连结而成，通常其间没有关节腔（在足关节标本上观察），因此，胫腓两骨之间的连结是很紧密的，几乎没有任何运动。

4. 足关节（joints of foot） 包括距小腿关节、跗骨间关节、跗跖关节、跖骨间关节、跖趾关节和趾骨间关节。

（1）距小腿关节（踝关节）：在骨架上观察此关节，此关节由胫骨和腓骨下端的关节面和距骨滑车关节面连结而成。再取湿标本观察，该关节囊前、后部松弛，两侧有韧带加强，内侧为内侧（三角）韧带，自内踝开始，呈扇形向下展开，附于足舟骨、距骨和跟骨。外侧有3条独立韧带：前方为距腓前韧带；中部为跟腓韧带；后方为距腓后韧带。它们都自外踝开始，分别向前、向下、向后外附着于距骨前部、跟骨、距骨后部。踝关节的主要运动是沿冠状轴做屈伸运动：足向上翘，足背向小腿前面靠拢的运动叫伸，又叫背屈；相反方向的运动（足向下压）叫屈，又名跖屈。由于距骨滑车前宽后窄（观察干骨标本），所以背屈时，距骨滑车前部嵌入内外踝之间较紧，不能左右摆动。但跖屈时，距骨滑车后部进入内外踝之间则较松，能做轻度的侧方（展、收）运动。

（2）跗骨间关节：是各相邻跗骨间构成的关节，数目较多。在足骨标本上主要观察：距骨与跟骨之间形成距跟关节（又叫距下关节）；距骨头、足舟骨、跟骨三者之间构成距跟舟关节；跟骨与骰骨之间组成跟骰关节。距跟舟关节和跟骰关节合称为跗横关节。跗骨间关节主要的运动是沿矢状轴做足内翻和外翻运动。足底翻向内侧的运动叫内翻；足底翻向外侧的运动叫外翻。足的内翻、外翻通常与踝关节协同运动：即足内翻伴以踝关节的跖屈，足外翻伴有踝关节的背屈。

（3）跗跖关节：由3个楔骨和骰骨的前端与5个跖骨的底连结而成，均属平面关节，活动甚微。

（4）跖骨间关节：位于各跖骨底之间，也属平面关节，活动度很小。

跖趾关节和趾骨间关节：与手上相应关节相似。趾的展收运动以第2趾中线为准。

5. 足弓 跗骨和跖骨借韧带及肌腱牢固相连，构成一个凸向上方的弓，称足弓。在足骨标本上观察，从内侧面看，跟骨、距骨、足舟骨、3个楔骨、第1～3跖骨形成前后方向的拱，叫内侧纵弓；从外侧面看，跟骨、骰骨、第4～5跖骨也形成一个前后方向的拱，叫外侧纵弓；从足底面看，3个楔骨、骰骨及5个跖骨的后部组成一个内、外侧方向的拱，叫横弓。足弓就包括此3个弓。维持足弓的因素及足弓的生理意义，参阅教材。

【课堂互动与提问】

（1）试述椎间盘的构造，以及椎间盘破裂时髓核脱出的常见方向。

（2）脊柱能进行哪些运动？脊柱各段的活动幅度有何差别？

（3）熟练地做出上、下肢各关节的运动。

（4）旋前与旋后发生在什么关节？旋前和旋后时哪根骨动，哪根骨不动？

（5）足内、外翻发生于什么关节？踝关节能否做内、外翻运动？为什么踝部扭伤多发生在足内翻姿势？

（洪　丽）

第三章 肌 学

第一节 总 论

【实验目的与要求】

（1）掌握肌的结构。

（2）掌握肌的辅助结构：筋膜。

【实验难点】

深浅筋膜的区分。

【实验材料】

（1）显示整尸肌标本。

（2）全身肌模型。

【注意事项】

（1）注意爱护标本模型，不要过分用力拉扯肌肉。

（2）注意通过观察并理解肌的形态、起止点、配布和命名的原则及概念。

（3）观察标本时注意戴手套，加强自我防护。

【实验观察】

　　肌的基本形态结构，在学习具体肌时一并观察，现在只观察肌的辅助结构之一的筋膜。取肢体横断面标本进行观察，皮肤的深面是一层富含淡黄色脂肪组织的疏松结缔组织，叫浅筋膜（又称皮下组织）。在浅筋膜的深面，有一层坚韧的结缔组织膜，叫深筋膜（又称固有筋膜）。深筋膜包被体壁、四肢的肌肉和神经、血管，同时也延伸至肌与肌之间、肌群与肌群之间。伸入肌群之间并附于骨上的深筋膜称肌间隔，包绕血管、神经形成血管神经鞘。请老师协助观察。

　　肌的其他辅助结构留待学习具体肌和局部解剖学时再观察。

【课堂互动与提问】

（1）何谓肌腱、筋膜、腱膜和腱鞘？

（2）骨骼肌的辅助结构包括哪些？其功能如何？

（3）什么是神经血管鞘？其内有何重要结构？

（刘政海）

第二节 头 肌

【实验目的与要求】

（1）了解头肌的分类和组成，了解面肌的分布特点。

（2）掌握枕额肌、眼轮匝肌、口轮匝肌、颊肌、咬肌、颞肌的位置、起止和作用。

（3）熟悉翼内、外肌的位置和作用。

【实验难点】

翼内、外肌的位置和作用。

【实验材料】

1. 标本

（1）面肌标本。

（2）咀嚼肌标本。

2. 模型

（1）面肌模型。

（2）咀嚼肌模型。

【注意事项】

观察模型和观察标本相结合，部分面肌看不到。

【实验观察】

头肌分为面肌和咀嚼肌两部分。

一、面 肌

在颜面部浅层肌肉神经血管模型上观察，可见眼裂周围有一环行的肌，叫眼轮匝肌，此肌的作用是闭眼。口裂周围的环行肌，叫口轮匝肌，收缩时使口裂缩小。在口角附近，还有一些小肌，从口角的上、上外侧、后外侧、下方等不同方向排列，分别收缩时，将口角拉向相应的方向。其中呈水平方向走向后外侧、位置略深的肌是颊肌，它构成口腔侧壁的一部分。口角周围其他各肌，只需掌握其排列形式与作用，名称不必了解。在左右眼轮匝肌上方，位于额部各有一片肌，叫枕额肌额腹，它的后上缘连于一片腱膜，叫帽状腱膜（在模型上，帽状腱膜呈白色覆盖于颅顶）。沿帽状腱膜向后追索到枕部，可见它连于另一肌腹（模型上只做出形态，未涂上肌的颜色），该肌叫枕额肌枕腹。枕额肌额腹与枕腹连同它们之间的帽状腱膜，构成整个枕额肌、额腹收缩使眉上扬，并使额部出现皱纹。枕腹收缩向后牵拉帽状腱膜。

面肌位于皮肤深面，并与皮肤深面相连，所以它们属于皮肌，收缩时牵引皮肤产生闭目、缩小口裂和各种表情运动。在尸体标本上辨认枕额肌额腹、眼轮匝肌、口轮匝肌（在标本上口轮匝肌远不如眼轮匝肌清楚）、颊肌。

二、咀 嚼 肌

咀嚼运动主要是下颌关节的运动。咀嚼肌是下颌关节的运动肌，共四对。

在咀嚼肌标本上观察。位于下颌支浅面的肌叫咬肌，它的上端起于颧弓，下端止于下颌支下部及下颌角的外面，此肌收缩时提下颌骨（闭口肌）。咬肌是强有力的闭口肌。在整尸标本上容易看到咬肌（图25）。在活体上也易摸清咬肌的轮廓，尤其当咬紧牙关，于颧弓下方下颌支外侧可摸到坚硬的肌隆起，并还能看到它的轮廓。

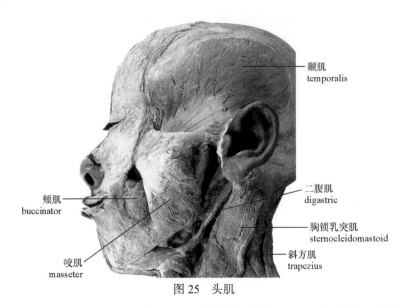

图 25 头肌

将咀嚼肌标本翻转,观察它的内侧面。在下颌支的内侧,可以看到一块肌,此肌叫翼内肌(图26),其方向与咬肌大致相同。它的上端起于翼窝,下端止于下颌支下部和下颌角的内面。此肌作用与咬肌基本上一致。

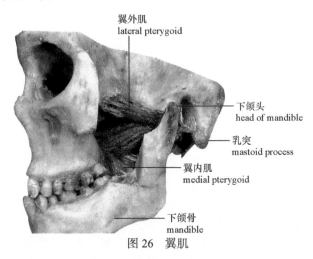

图 26 翼肌

在翼内肌上份的外侧,可以看到一个大致呈前后方向的肌,此肌叫翼外肌。它的前内侧端起自蝶骨大翼的下面和翼突外侧板,后外侧端止于下颌颈,此肌收缩时,拉同侧下颌支向前,在下颌关节的前伸和侧向运动中发挥作用。

颞窝内有一强大肌,呈扇形,此肌叫颞肌。颞肌占据整个颞窝并起于颞窝内,肌纤维向前下方集中,经颧弓深面,止于下颌骨的冠突。此肌也是一个强大的闭口肌。在咀嚼肌标本上,此肌的上部已被切除大部分。在活体上,交替咬紧和放松牙关时,可以在颞部摸清它的轮廓。

【课堂互动与提问】

(1)面肌的功能有哪些?

(2)咀嚼肌有哪些? 各有何作用?

(刘政海)

第三节　颈　肌

【实验目的和要求】

（1）掌握胸锁乳突肌的位置、起止和作用

（2）了解颈前肌群，掌握斜角肌间隙。

【实验难点】

斜角肌间隙。

【实验材料】

（1）显示颈肌的肌标本。

（2）显示颈肌的肌模型。

【注意事项】

观察模型和观察标本相结合。

【实验观察】

在整尸标本上观察。在颈部的每一侧可以看到一个薄而阔的肌，其位置表浅，位于皮肤深面的浅筋膜内，此肌叫颈阔肌（有的标本上此肌残存不完整）。它属皮肌。在人类，它是一对退化的肌。

将颈阔肌翻向两侧。在颈部外侧可见一强大肌从后上斜向前下，其前下端分成两股（两个头），此肌叫胸锁乳突肌。胸锁乳突肌的两个头分别起于胸骨柄前面和锁骨胸骨端，两头会合后斜向后上行，止于乳突。一侧胸锁乳突肌收缩时，头向同侧偏斜，脸转向对侧；两侧胸锁乳突肌同时收缩可使头后仰。在活体上，当我们将面部尽量转向左侧时，可以看到颈部右侧有一纵行隆起，这是右侧胸锁乳突肌收缩（肌收缩时缩短、增粗变硬）所形成的表面隆起。它是一个重要的肌性标志，因此在活体上和尸体标本上都能辨认清楚。

在整尸上摸清舌骨，舌骨以上各肌统称舌骨上肌群，舌骨以下各肌统称舌骨下肌群，各包括四对肌（其名称现在不必了解）。舌骨上肌群的主要作用是上提舌骨，舌骨固定时，可协助张口；舌骨下肌群的主要作用是下拉舌骨。

上述颈部各肌均为浅层肌，现在观察颈深肌群。在瓶装的颈深部肌标本进行观察。看清第一、第二肋和颈椎，可见止于第一肋的有两块肌。前方的一块叫前斜角肌，后方的一块叫中斜角肌。前、中斜角肌均起自颈椎的横突。前、中斜角肌的下端与第一肋之间呈三角形的间隙，叫斜角肌间隙，是上肢神经、血管通过的通道。斜角肌是一个肌性标志（体表上无法看到或摸到）。位于中斜角肌后方，下端止于第二肋的是后斜角肌。

【课堂互动与提问】

（1）胸锁乳突肌的起止和作用是什么？

（2）何为斜角肌间隙？其内有何结构通过？

（刘政海）

第四节　躯　干　肌

【实验目的与要求】

（1）了解躯干肌的分部和分层概况。

（2）掌握斜方肌、背阔肌、竖脊肌、胸大肌、胸小肌、前锯肌、肋间内肌、肋间外肌的位置、起止概况和作用。

（3）掌握膈的位置、外形、结构特点（中心腱、三个裂孔、薄弱区）和功能。

（4）了解腹前外侧群肌的位置、分层和组成，掌握腹直肌、腹外斜肌、腹内斜肌和腹横肌的位置、纤维方向和作用。

（5）了解腹直肌鞘的组成，腹股沟管位置及通过的结构，了解腹后肌群的名称、位置。

（6）掌握躯干肌的肌性标志：胸大肌、腹直肌。

【实验难点】

（1）胸腰筋膜。

（2）肋间内、外肌作用。

（3）膈的三个裂孔。

【实验材料】

1. 标本

（1）显示躯干肌的肌标本。

（2）显示膈肌的肌标本。

（3）尿道生殖膈标本。

2. 模型

（1）显示躯干肌的模型。

（2）显示膈肌的模型。

（3）尿道生殖膈模型。

【注意事项】

（1）注意将肌的起止点、功能与骨的结构结合学习。

（2）把骨骼肌放置原位后再进行观察。

（3）观察中注意骨骼肌的整体结构。

【实验观察】

一、背 肌

在整尸标本背侧进行观察。

1. 斜方肌（trapezius） 位于项部和背上部，一侧呈三角形，两侧合起来为斜方形。该肌起点广泛。从枕外隆凸向下直到第 12 胸椎棘突（包括项韧带后缘、所有胸椎的棘突）为其起点，肌束向外侧集中止于肩胛冈、肩峰和锁骨外侧 1/3。整块斜方肌收缩拉肩胛骨向脊柱靠拢；上部肌纤维收缩使肩部上提；下部肌纤维收缩拉肩胛骨向下。如肩胛骨固定，一侧斜方肌收缩使颈屈向同侧，面部转向对侧；双侧同时收可使头后仰。

2. 背阔肌（latissimus dorsi） 观察时应将臂外展。该肌位于背下部和胸侧壁，是全身最大的阔肌。此肌上部被斜方肌掩盖一部分。它起自第 7 胸椎以下（不必计数）所有的棘突、髂嵴和骶骨背面。其下份呈大片腱膜，借此连于下部的起点。肌束向外上方集中，经肱骨内侧向前上止于肱骨小结节嵴（将上肢向外侧牵开进行观察）。背阔肌的作用是使肩关节内收、后伸和旋内。当上肢上举固定时，可引体向上。

3. 菱形肌（rhomboideus） 把已切断的斜方肌翻开，在肩胛骨内侧缘和脊柱之间看到一块呈菱形的肌，就是菱形肌。此肌内侧部较高，起于下两个颈椎和上四个胸椎的棘突（不必计数）；外侧部较低，止于肩胛内侧缘。其作用是牵拉肩胛骨向内侧靠近。

4. 肩胛提肌（levator scapulae） 找到肩胛骨上角，附着此角的一块肌是肩胛提肌。它起于上四个颈椎的横突，斜向外下方止于肩胛骨上角，其作用是上提肩胛骨。

5. 竖脊肌（erector spinae） 把已经切开的斜方肌、菱形肌、背阔肌下部的腱膜翻开，在脊柱各棘突的两侧都有一条粗而长的肌，就是竖脊肌。此肌下端附于骶骨背面和髂嵴后部，上端达颅骨，中途分出很多肌束附于椎骨和肋骨，此肌是脊柱的强大伸肌。

6. 胸腰筋膜（thoracolumbar fascia） 是指包在竖脊肌周围的、由筋膜形成的鞘状结构。它在腰部最发达，可分浅、中、深三层，位于竖脊肌后面的是浅层，中层位于竖脊肌与腰方肌之间，深层则位于腰方肌的前面。胸腰筋膜浅层与背阔肌的腱膜紧密结合。三层筋膜在腰方肌外侧缘汇合成为腹内斜肌和腹横肌的起点。（在腰部横断面标本上观察）。

二、胸 肌

将整尸翻转，从前面和侧面观察胸壁。覆盖于胸前壁大部，呈扇形的一块肌叫胸大肌。它起自胸骨、上部肋软骨和锁骨内侧半，肌束向外侧集中，以扁腱止于肱骨大结节嵴。其作用是使肩关节收、屈和内旋，与背阔肌的作用有何异同？将已切断的胸大肌翻开，即可看到胸小肌。它起自第3～5肋骨斜向外上，止于肩胛骨喙突，其作用是拉肩胛骨向前下方。

将上肢向外侧拉开，可见胸廓的外侧附有一块扁肌，仔细观察它的前缘和下缘，呈锯齿状附于各肋，所以叫前锯肌。此肌以肌齿起于第8～9肋骨，沿胸壁向后，经肩胛骨与胸壁之间向后内侧延伸，止于肩胛骨的内侧缘。此肌收缩时牵引肩胛骨向前外侧移动（如推送运动）。

胸大肌、胸小肌和前锯肌均起自胸廓的外面，而止于上肢骨（肩胛骨和肱骨），所以又有胸上肢肌之称。

现在观察位于肋间隙的肋间外肌和肋间内肌。在胸前壁、肋软骨外侧部位，可见肋间隙内的肌纤维的方向是从上后外侧斜向下前内侧，这就是肋间外肌。在肋间隙的前部（肋软骨之间），肋间外肌被一片膜所取代，此膜叫肋间外膜。选择一个已去掉了肋间外膜的肋间隙，在此部位可见肌纤维的方向是从后下外侧斜向前上内侧，这就是肋间内肌。肋间内肌位于肋间外肌和肋间外膜的深面，其后部肌束只达肋角，自此向后被肋间内膜所取代。肋间外肌的作用是提肋助吸气，肋间内肌的作用是降肋助呼气。

肋间内、外肌起止于胸廓，参与构成胸壁，所以又有胸固有肌之称。

三、膈

在专门显示膈（diaphragm）的标本上观察（图27，图28）。可见膈是呈穹窿形的扁薄阔肌。其凸面朝上，构成胸腔的底壁，其凹面向下，构成腹腔的顶壁（标本上胸腹的大部分都已切除）。膈的周围都由肌束组成。中部有一个呈"∩"形区域为腱性，叫中心腱（将膈的凸面对着光，从凹面观察，在膈的中部可见一片透光区就是中心腱的部位）。

从膈的凹面观察，可见3个裂孔，紧靠脊柱（第12椎）前方的一个是主动脉裂孔，此孔的后面是第12胸椎，两侧是膈的左膈脚和右膈脚，有主动脉通过，在主动脉裂孔的左前上方是食管裂孔，有食管通过；主动脉裂孔右前上方是腔静脉孔，有下腔静脉通过。

膈肌收缩时膈穹窿下降，胸腔上下径加大，容积增大，有利于吸气。膈肌放松时膈穹窿上升（被腹内压推还原位），有利于呼气。在后一过程中，膈是被动的，所以膈是吸气肌，不是呼气肌。呼吸运动中，最主要的吸气肌是膈和肋间外肌；最主要的呼气肌是肋间内肌。其他可以运动胸廓的肌，都是协助呼吸的运动肌。

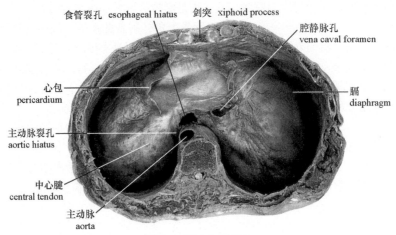

食管裂孔 esophageal hiatus　　剑突 xiphoid process　　腔静脉孔 vena caval foramen

心包 pericardium　　膈 diaphragm

主动脉裂孔 aortic hiatus

中心腱 central tendon

主动脉 aorta

图 27　膈（上面观）

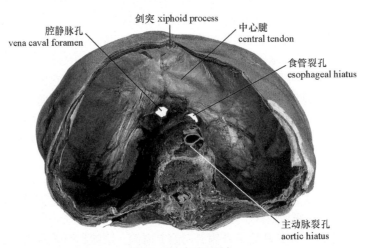

腔静脉孔 vena caval foramen　　剑突 xiphoid process　　中心腱 central tendon

食管裂孔 esophageal hiatus

主动脉裂孔 aortic hiatus

图 28　膈（下面观）

四、腹　　肌

腹肌可分为腹前外侧壁肌（前外侧群）和腹后壁肌（后群）。

腹前外侧壁肌有四对：一对纵列于腹前壁正中线两侧的腹直肌；三对宽阔的扁肌分三层排列于腹直肌的两侧，从浅至深依次是腹外斜肌、腹内斜肌、腹横肌。

在整体尸标本上观察腹前外侧壁肌。

在腹前外侧壁最浅表的肌就是腹外斜肌，它的肌腹位于后上外侧份，肌束的走行方向与肋间外肌的方向一致。其内侧部和下部都是宽阔的腱膜，两侧的腱膜在前正中线融合在一起。摸清髂前上棘和耻骨结节，在这两个突起之间腹外斜肌的腱膜增厚，形成腹股沟韧带。此韧带下内侧端的上方，即耻骨结节的外上方，有一个三角形的裂隙，叫腹股沟管皮下环。在男性，从此环通过的圆索状结构是精索。在女性，此环较小，有子宫圆韧带通过。

翻开"匚"形切开的腹外斜肌，可见其深面的腹内斜肌。腹内斜肌束方向与肋间内肌一致，与腹外斜肌肌束方向交叉。

再翻开"匚"形切开的腹内斜肌，可见肌束方向基本上是横行的，这就是腹横肌。

再翻开"匚"形切开的腹横肌，可见一层筋膜，叫腹横筋膜。

在腹前壁正中线两侧，可见一对纵行的肌就是腹直肌。其上端附于胸廓的前下部，下端附于耻骨嵴和耻骨联合，中部和上部有 3～4 个横行的腱性结构将此肌分为数段，此腱性结构叫腱划。每侧腹直肌都被一腱性的鞘包裹，此腱性鞘叫腹直肌鞘，鞘的前层和后层在腹直肌外侧和内侧互相融合。两侧的腹直肌鞘在前正中线处融合在一起沿前正中线排列的单层腱性结构，叫白线。

上述各肌同时收缩，可以缩小腹腔，增加腹内压，帮助排便、分娩、呼气等。一侧腹外斜肌和对侧腹内斜肌同时收缩，脊柱旋向对侧。

在腹后壁肌标本或下肢肌标本上观察腹后壁肌。从前面看，在腰段脊柱两侧，可见各有一条长肌由脊柱斜向前下外侧，叫腰大肌。其上端起自各腰椎椎体和横突。在腰大肌的外侧，位于髂窝内有一个肌，叫髂肌。它起于髂窝，下端与腰大肌会合，经腹股沟韧带深面下行，止于股骨小转子。腰大肌和髂肌合称为髂腰肌。髂腰肌是髋关节的屈肌，属于下肢肌。由于腰大肌位于腹后壁，故一并在此观察。在腰大肌上段的外侧，还可以看见一个肌，叫腰方肌。此肌下端附于髂嵴，上端与内侧缘附于第 12 和第 1～4 腰椎横突。腰方肌是真正的腹后壁肌，收缩可降第 12 肋和使脊柱侧屈。

附：盆膈和尿生殖膈

在女性盆膈和尿生殖膈模型上观察。先认清闭孔、闭孔膜（右侧已除去）、坐骨棘、骶棘韧带、骶骨、尾骨。在盆腔内，闭孔处有一扁平的肌是闭孔内肌，它属于下肢肌。在闭孔内肌后方，从坐骨棘连向骶、尾骨有一个呈三角形的肌，叫尾骨肌。尾骨肌恰位于骶棘韧带的前上方。在此模型上，从盆腔方向（从上往下）看，除了闭孔内肌、尾骨肌外，其余部分都是肛提肌。肛提肌和尾骨肌一道封闭骨盆下口。此二肌的上面（朝向盆腔的一面）和下面（朝向会阴的一面）都有筋膜覆盖（模型上未显示），分别叫盆膈上筋膜和盆膈下筋膜。肛提肌、尾骨肌、连同盆膈上下筋膜共同构成盆膈。肛提肌和尾骨肌合称为盆膈肌——属于躯干肌之一部分。

从下方观察此模型尾骨肌被骶棘韧带略覆盖，肛提肌的后半可以看得清，前半则被遮盖。

遮盖肛提肌前半的结构是尿生殖膈。尿生殖膈呈三角形，它的两侧缘附于耻骨弓上，后缘大部游离。换言之，骨盆下口的后半由盆膈封闭，而前半则由盆膈和尿生殖膈两层结构封闭。尿生殖膈也像盆膈一样，由一层肌及上下两层筋膜构成。在男性，它被尿道穿过，在女性被尿道和阴道穿过。

在尿道生殖膈标本上观察尿生殖膈的位置和形态。

【课堂互动与提问】

（1）简答斜方肌、胸大肌的位置、起止和作用分别是什么？

（2）简答膈的结构特点和功能（作用）分别是什么？

（3）以胸大肌为例，简要说明骨骼肌定点和动点相互置换的概况。

（刘政海）

第五节 上 肢 肌

【实验目的与要求】

（1）了解上肢肌的分部、分群。

（2）掌握三角肌、肱二头肌、肱三头肌、肱肌的位置、起止和作用。

（3）了解前臂肌的分群、分层排列和作用，掌握前臂旋前旋后主要运动肌。

（4）了解手肌的分群和各肌的名称、位置、作用。

【实验难点】

（1）前臂前、后肌群的辨认，手肌各肌的辨认。

（2）肱二头肌的旋后作用，骨间肌和蚓状肌的作用。

【实验材料】

1. 标本

（1）显示上肢肌的标本。

（2）显示手肌的标本。

2. 模型　显示手肌的模型。

【注意事项】

（1）观察上肢肌的起止点时，应结合已学过的骨学知识，及时取骨标本进行对照。

（2）实验前应先在自己身体上摸清重要的骨性标志：肩胛冈、肩峰、锁骨肩峰端、肱骨内上髁、肱骨外上髁、尺骨鹰嘴、桡骨茎突、尺骨茎突。

（3）前臂肌较多，不易辨认，可先按群进行记忆，然后对照教材插图辨认各肌位置，再逐渐进行观察。

【实验观察】

一、上肢带肌

在上肢肌标本或整尸标本上观察。上肢带肌每侧有六块，均起于上肢带骨，止于肱骨，其功能是运动和保护肩关节。

在肩部外侧面观察三角肌。该肌覆盖在肩关节的前、外、后三面，呈三角形。标本上此肌多已被切断翻向下方。把它放回原位，观察它的起点（上缘）。它起自锁骨外侧段，肩峰和肩胛冈，肌束排列呈多羽状，下端较小，止于肱骨三角肌粗隆。三角肌收缩时使肩关节外展，其前部纤维收缩时可使肩关节屈和旋内；其后部纤维收缩使肩关节伸和旋外。

在肩背部观察，可见一大片的三角形肌，这是斜方肌，它属于躯干肌。将肌的上部翻下，看清肩胛冈，在冈上窝内有冈上肌，此肌起自冈上窝，肌束经肩峰和喙肩韧带深面向外侧走行，止于肱骨大结节上部，此肌为肩关节的展肌。

将斜方肌上部放还原位，观察冈下窝内的冈下肌，此肌起于冈下窝，肌束行向外上侧走行，止于肱骨大结节中部，此肌是肩关节的外旋肌。

将标本的肩关节扳到展位。在冈下肌的下外侧，可见两块肌。上方一块较小叫小圆肌，下方一块稍大叫大圆肌。大小圆肌之间插入一纵行肌，此肌是肱三头肌长头（后述）。小圆肌起于肩胛骨外侧缘上 2/3 的背侧面，止于肱骨大结节下部，是肩关节的旋外肌。大圆肌起自肩胛骨下角的背面，肌束走向上外侧，其上部与另一肌（即背阔肌）会合，止于肱骨小结节嵴，大圆肌的作用是内收、后伸、旋内肩关节。

在单独的上肢标本上观察，可见整个肩胛下窝被肩胛下肌占据，此肌起自肩胛下窝，肌束向外侧集中，跨过肩关节前面，止于肱骨小结节，叫肩胛下肌，收缩时使肩关节旋内。

二、臂　肌

在上肢肌标本上观察。臂肌有前、后两个肌群。

（一）前肌群

前肌群包括肱二头肌、喙肱肌和肱肌。

位于臂前面最浅表的肌是肱二头肌，此肌的上部分为两部。外侧部是肱二头肌长头；内侧部是肱二头肌短头。长头的上端呈圆索状的腱，经结节间沟进入肩关节，附于盂上结节。在观察肩关节时曾经观察过。短头的上端附于肩胛骨的喙突。肱二头肌的下端也形成腱（肱二头肌腱），止于桡骨粗隆。此肌的作用是屈肘关节，使前臂旋后。在骨架上将肘关节屈曲成直角，做该侧前臂骨的旋前旋后运动，若骨架上前臂骨已固定不能转动，请用游离的肱骨、尺骨和桡骨按它们的连接方式连接起来。注意观察：当前臂旋前时，桡骨粗隆旋向后方，而旋后时，桡骨粗隆至前方。肱二头肌收缩时使已转向后方的桡骨粗隆转向前方。故当前臂处于旋前位时，肱二头肌能使之产生旋后运动。肱二头肌是前臂旋后运动肌。还可在活体上做如下试验加以验证：将右侧肘关节屈成直角，左手放在右侧肱二头肌表面，摸清它的轮廓；然后右前臂用力旋前，此时肱二头肌很松软，轮廓不清；再用力旋后，此时肱二头肌变硬，隆起。说明前臂旋后时肱二头肌在收缩，而旋前时肱二头肌没有起作用。

观察肱二头肌短头的上端，可见它不全是腱性的，其内侧部有相当多的肌纤维，沿这些肌纤维向下追索，可见它们逐渐离开肱二头肌短头，附于肱骨中部的内侧面。这部分肌纤维不属于肱二头肌，而是构成另一单独的肌，叫喙肱肌。此肌收缩可使肩关节屈和收，但力量有限，此肌是一个肌性标志，所以在标本上一定要认识它。

将肱二头肌下部稍提起，可见其深面还有一肌叫肱肌，它起于肱骨下半的前面，下端止于尺骨粗隆。它是肘关节的强大屈肌。

（二）后肌群

在臂后面，只有一个肌，叫肱三头肌，刚才在小圆肌和大圆肌之间曾看到此肌的长头，它起自盂下结节。在长头中份的外侧，可见一部分肌束起自肱骨后面上方的外侧（桡神经沟以上的骨面），这是肱三头肌外侧头。把长头拉向外侧，在长头的内下方及深面可见有大量的肌束起于肱骨后方骨面，加入到肱三头肌，这是肱三头肌内侧头。内侧头起自肱骨后面桡神经沟以下的广大骨面，所以，它不仅位于长头的内侧，也位于它的深面和外侧。肱三头肌下端呈腱性，止于尺骨鹰嘴，此肌是肘关节的主要伸肌。其长头虽可使肩关节产生收和伸的运动，但力量不大。

三、前　臂　肌

前臂肌的数目较多，分为前、后两个肌群。着重要求掌握它们的名称和位置排列，并在标本上认识它们。它们的名称，大多已反映了它们的主要作用。

（一）前肌群

前肌群（图29，图30）位于前臂的前面，共有9块，分四层排列。在上肢肌标本上观察。最浅层（第一层）有5块，从外侧向内侧依次是肱桡肌、旋前圆肌、桡侧腕屈肌、掌长肌、尺侧腕屈肌。肱桡肌起自肱骨外上髁的上方，其下半呈腱性，止于桡骨茎突，其作用是屈肘。其余四肌均起自肱骨内上髁和覆盖于它们表面的深筋膜（前臂筋膜）。所以有屈肘关节的作用。

此四肌的下端止点不相同：旋前圆肌行向下外侧，止于桡骨中部的外侧面，作用是使前臂旋前；桡侧腕屈肌下半呈长腱，止于第 2 掌骨底（标本上看不清止于何骨，不必深究）；掌长肌上段为肌腹，很小，下段为细长的腱，腱的下端连于掌的深筋膜（掌腱膜），此肌有屈腕的作用，一部分人没有掌长肌；尺侧腕屈肌的下半呈腱性，止于豌豆骨，有屈、收腕关节的作用。

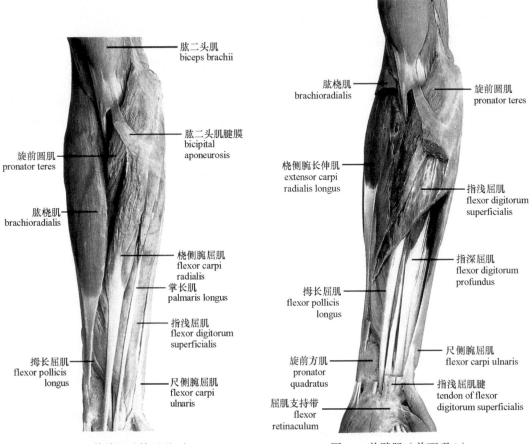

图 29　前臂肌（前面观 1）　　　　　　图 30　前臂肌（前面观 2）

将桡侧腕屈肌腱和尺侧腕屈肌分别拉向外侧和内侧，在这两个肌之间看到的是指浅屈肌。指浅屈肌是前臂前肌群的第二层，它是较宽的肌，起于肱骨内上髁和桡尺两骨的前面，其下段分为四个腱，穿腕管达手掌，走向第 2～5 指，每根腱的末端分为两股，止于中节指骨。指浅屈肌的作用是屈第 2～5 指近侧指骨间关节，掌指关节和腕关节。

把指浅屈肌的四条腱连同肌腹拉向一侧，在它的深面可以看到前肌群第三层的两块肌，外侧的是拇长屈肌，内侧的是指深屈肌。两肌起于桡尺骨的上端和前臂骨间膜（起点不必深究）。拇长屈肌经腕管达手掌行向拇指，止于拇指的末节指骨；指深屈肌的下段分成四腱，与指浅屈肌腱一道行向第 2～5 指，每条腱的末端穿过指浅屈肌末端两股之间下行，止于远节指骨底。拇长屈肌屈拇、屈腕；指深屈肌屈第 2～5 指、屈腕。

把拇长屈肌腱和指深屈肌腱向两侧拉开，在桡尺骨下段前面，可见一扁平呈方形的肌，叫旋前方肌，它是前臂前肌群最深层肌（第四层），其作用是使前臂旋前。

（二）后肌群

后肌群有 10 块肌，分浅深两层排列，每层各 5 块。

从背侧面观察前臂后面各肌。先认清肱桡肌和尺侧腕屈肌，以免与后肌群的肌混淆。

观察后肌群浅层各肌，后肌群浅层5块肌均起自肱骨外上髁。最内侧，靠近尺侧腕屈肌的一个长肌是尺侧腕伸肌，它下行止于第5掌骨（不必深究），作用是伸、收腕关节。最外侧，靠近肱桡肌的是桡侧腕长、短伸肌。这两个肌贴在一起下段呈腱性逐渐分开。桡侧腕长伸肌较表浅，上端较高，下端止点腱位于外侧，止于第2掌骨；桡侧腕短伸肌的上端较低，下端止点腱位于内侧，止于第3掌骨。此两肌使腕关节做伸和展的运动。在桡侧腕短伸肌和尺侧腕伸肌之间是一整块肌，叫指伸肌，其下段分成4～5根腱，经手背分散到第1～5指心，每根腱到达指背移行为扁腱膜称为指背腱膜，止于中节和远节指骨底。到小指的腱有两根，其中内侧一根连同它上部的相应肌腹部分，合称小指伸肌。一部分人没有小指伸肌。

现在观察后肌群的深层肌。把指伸肌和小指伸肌的下段拉向内侧，在它们的深面可见几个较小的肌，从内侧向外侧依次排列为示指伸肌、拇长伸肌、拇短伸肌、拇长展肌，这4块肌均起于尺桡骨的后面及前臂骨间膜，示指伸肌止于示指指背腱膜；拇长伸肌止于拇指远节指骨底；拇短伸肌止于拇指近节指骨底；拇长展肌止于第1掌骨底。上述四肌的作用已由它们的名称表示清楚，把标本摆成前臂的桡侧缘向上，将肱桡肌向后拉，可见有一块肌包在桡骨上段的外侧面和前面，叫旋后肌。此肌起于肱骨外上髁和尺骨后面，肌束斜向下外侧并向前包绕桡骨，止于桡骨上1/3的前面，其作用是使前臂旋后。在专门的旋前旋后肌标本上看看此肌的全貌。在这个标本上可以看到两个旋前运动肌——旋前圆肌和旋前方肌；两个旋后运动肌——肱二头肌和旋后肌。

四、手 肌

手肌比较短小，均位于手的掌面，分三群：外侧群、内侧群、中间群。

在手肌标本上或上肢肌的标本上观察。外侧群位于第1掌骨的前面，并形成体表隆起，叫鱼际。外侧群共有4块肌：最外侧最浅表的是拇短展肌；拇短展肌的内侧是拇短屈肌；上述两肌的深面是拇对掌肌；拇对掌肌的内侧，拇长屈肌腱和拇短屈肌内侧部的深面是拇收肌。在拇长屈肌腱和拇短屈肌内侧还可以看见一些横行的肌束，也是拇收肌的一部分。内侧群位于第5掌骨的前面，也形成体表隆起，叫小鱼际。内侧群有3块肌：最内侧最浅表的一个是小指展肌；小指展肌的外侧是小指短屈肌；上述两肌的深面是小指对掌肌。外、内侧群各肌的作用已由它们的名称表示清楚。

中间群的数目较多，在手掌处，找出指深屈肌腱，可见每根腱的外侧都有一个细长的小肌，从外侧向内侧依次叫第1～4蚓状肌。它们分别绕过第2～5指的外侧至指背，止于指背腱膜，具有屈掌指关节和伸手指间关节的作用。从手背观察手肌标本，可见4个掌骨间隙都有肌，从外侧向内侧依次称为第1～4骨间背侧肌。第1骨间背侧肌止于示指的外侧（桡侧）；第2骨间背侧肌止于中指的桡侧（外侧）；第3骨间背侧肌止于中指的尺侧（内侧）；第4骨间背侧肌止于环指（第4指）的尺侧。从掌面找到这4个骨间背侧肌（根据它们的终止情况），可以看出骨间背侧肌主要也是位于掌侧。在示指的尺侧找到止于示指尺侧的第1骨间掌侧肌。在环指的桡侧找到第2骨间掌侧肌，在小指的桡侧找到第3骨间掌侧肌。这3个骨间掌侧肌收2、4、5指。此外，所有7块骨间肌也和蚓状肌一样，可以屈掌指关节和伸指骨间关节。

五、上肢的局部结构

1.腋窝（axillary fossa） 把胸大肌放还原位，在胸大肌外侧份的后方，臂上部与胸侧壁之间，有一较大的锥体形腔隙，叫腋窝，有上肢的神经、血管通过此窝（以后学）。

2. 三边孔（trilateral foramen）**和四边孔**（quadrilateral foramen） 在肩胛骨外侧缘、大圆肌和肱骨上端之间有一个三角形间隙，此间隙被肱三头肌长头分隔成两部分：内侧部分为三边孔；外侧部分为四边孔。

3. 肘窝（cubital fossa） 位于肘部前面，呈三角凹陷，其上界是肱骨内外上髁连线，下外侧界是肱桡肌，下内侧界是旋前圆肌。有神经、血管从肘窝经过。

4. 腕管（carpal canal） 由腕横韧带和腕骨围成，前面已经学过，指浅屈肌腱、指深屈肌腱、拇长屈肌，还有一些神经、血管一起从腕管通过。

【课堂互动与提问】

（1）臂肌肌群包括哪些？各肌群的主要作用有哪些？

（2）前臂旋前和旋后发生于何关节？参与的肌有哪些?

（3）三角肌的起止点和作用是什么?

（熊 伟）

第六节 下 肢 肌

【实验目的与要求】

（1）了解下肢肌的分部、分群。

（2）掌握髂腰肌、臀大肌、缝匠肌、股四头肌、股二头肌、半腱肌、半膜肌和小腿三头肌的位置、起止、作用。

（3）了解臀中、小肌和梨状肌的位置、作用，以及股内侧肌群的名称，并熟悉其作用，了解小腿各肌群的位置、名称及作用。

（4）了解下肢的局部结构：梨状肌上下孔、股三角、收肌管、腘窝的位置和构成。

【实验难点】

（1）臀小肌、闭孔内外肌、股方肌、阔筋膜张肌、股中间肌、腘肌。

（2）梨状肌上下孔、收肌管。

【实验材料】

1. 标本

（1）显示下肢肌的肌标本。

（2）显示髂腰肌的肌标本。

（3）显示臀肌的肌标本。

2. 模型

（1）显示下肢肌的模型。

（2）显示髂腰肌的模型。

（3）显示臀肌的肌模型。

【注意事项】

（1）观察下肢肌的起止点时，应结合已学过的骨学知识，及时取骨标本进行对照。

（2）实验前应先在自己身体上摸清下肢骨重要的骨性标志。

（3）下肢肌较上肢肌粗大，容易辨认，对照教材插图辨认各肌位置，再逐渐进行观察。

【实验观察】

一、髋 肌

髋肌主要起自骨盆的内面和外面，也有部分起自躯干骨，包绕在髋关节的周围，止于股骨上部。它可分为前、后两群。

（一）前群

1. 髂腰肌（iliopsoas） 在学习腹肌时，此肌已经观察过，现在再观察一次。

2. 阔筋膜张肌（tensor fasciae latae） 股部（又叫大腿）的深筋膜较发达，特称阔筋膜。阔筋膜的外侧部特别厚，形成一条扁带状的结构，叫髂胫束。在标本上，阔筋膜的大部分已切除，但髂胫束多仍保留。在股部外侧面找到髂胫束，可见它的上端附于髂嵴前部，下端止于胫骨外侧髁。髂胫束的上部分为浅深两层，两层之间包住一块肌，就是阔筋膜张肌。此肌上端起于髂前上棘，下端移行于髂胫束，它收缩时紧张髂胫束，并可屈髋关节。

（二）后群

后群肌主要位于臀部，故又叫臀肌。

从背侧面观察，可见臀部最浅表有一较强大的肌，叫臀大肌。此肌的肌束粗大，起于髂骨翼外面和骶骨的背侧面，斜向下外侧，止于股骨臀肌粗隆和髂胫束。它是髋关节的强有力的伸肌。

把已切断的臀大肌翻开，在标本上找到梨状肌。梨状肌从坐骨大孔穿出骨盆到达臀部，行向外侧，止于股骨大转子。紧接梨状肌上方的是一块呈扇形的肌，叫臀中肌。将已切断的臀中肌翻起，可见其深面还有一块肌，也呈扇形、但较臀中肌小，此肌叫臀小肌。臀中、小肌均起自髂骨翼外面，肌束向下集中形成短腱，止于股骨大转子。由于此两肌从髋关节的外侧跨过，所以有展髋关节的作用。它们的前部纤维收缩时，可使髋关节内旋，而后部纤维收缩时，则使髋关节外旋。在梨状肌下方可见一横行的腱，是闭孔内肌腱。此肌腱的下方可见一扁长方形的肌，叫股方肌，该肌起于坐骨结节，向外止于股骨转子间嵴，可使髋关节旋外。

在显示闭孔内外肌的标本上观察，先找到梨状肌。看清梨状肌的起止和行向：梨状肌自骶骨前面的外侧部穿坐骨大孔出骨盆，行向外侧，止于股骨大转子。梨状肌将坐骨大孔分为上下两部分，分别称之为梨状肌上孔和梨状肌下孔。故梨状肌是一个重要的肌性标志。辨清闭孔的位置（如有困难可参看骨标本解决）。在闭孔膜的内面和外面所看到的肌，分别叫闭孔内肌和闭孔外肌。闭孔内肌起自闭孔膜内面及邻近骨面，肌束向后集中成为肌腱，穿坐骨小孔后转向外侧至臀部的深部，止于转子窝，闭孔外肌起自闭孔膜的外面和邻近骨面，肌束行向后外侧，止于转子窝。梨状肌、闭孔内肌和闭孔外肌都是髋关节的旋外肌。

二、股部肌（大腿肌）

股部肌分为前、后、内侧三群。

（一）前群

从标本的股部前面观察（图31），可见一个长肌从髂前上棘向下内侧，一直达到胫骨内侧髁，此肌叫缝匠肌。如标本上已切断，则根据上面描述的起止点找到此肌，将它们对在一起进行观察，缝匠肌的作用是屈髋关节和屈膝关节，还可使髋关节外旋。

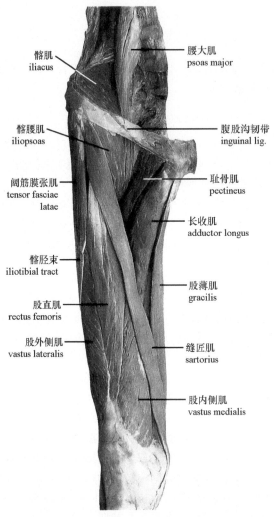

髂肌
iliacus

腰大肌
psoas major

髂腰肌
iliopsoas

腹股沟韧带
inguinal lig.

阔筋膜张肌
tensor fasciae
latae

耻骨肌
pectineus

长收肌
adductor longus

髂胫束
iliotibial tract

股薄肌
gracilis

股直肌
rectus femoris

缝匠肌
sartorius

股外侧肌
vastus lateralis

股内侧肌
vastus medialis

图 31　大腿肌

　　在缝匠肌的外侧有一个很大的肌，叫股四头肌。股四头肌的四个头分别叫股直肌、股内侧肌、股外侧肌、股中间肌。在浅面只能看见前三个头：位于中间呈梭形的是股直肌；在股直肌的外侧和内侧分别是股外侧肌和股内侧肌。将股直肌翻向一边（有的标本上股直肌已切断，则可向上、下翻开），可见股中间肌。股直肌起于髂前下棘，股内、外侧肌起自股骨的粗线，股中间肌起于股骨前面。四肌（四个头）在髌骨上方会合并形成股四头肌腱，包绕髌骨，继而下延为髌韧带，止于胫骨粗隆。股四头肌是膝关节的强大伸肌。股直肌还有屈髋关节的作用。

（二）内侧群

　　在标本上看清髂腰肌下段。在髂腰肌下段的内侧可见接连排列有三个肌：靠近髂腰肌的叫耻骨肌；耻骨肌的内侧是长收肌；最内侧呈带状的长肌叫股薄肌。把长收肌翻起，在其上部和耻骨肌深面有一呈三角形的扁肌，叫短收肌。在短收肌的深面有一较大的肌，叫大收肌。内侧群五块肌均起自闭孔周围的骨面（耻骨上下支、坐骨支等），股薄肌下端止于胫骨上端的内侧面，其余四肌（耻骨肌、长收肌、短收肌、大收肌），均止于股骨的粗线。大收肌除止于粗线外，尚有一个腱止于股骨内上髁上方的收肌结节，此腱与股骨之间有一裂隙，叫收肌腱裂孔，该孔有大血管通过。内侧群肌的主要作用是内收髋关节，还可使髋关节外旋。

（三）后群

从标本的股部后面观察。先找到坐骨结节。从坐骨结节向下外侧连至腓骨头的肌是股二头肌，现在看到的股二头肌的上半是长头。把长头拉向内侧，可见股二头肌的短头起自股骨粗线，两个头会合后止于腓骨头。

在股二头肌的内侧还有两个肌，也均起自坐骨结节，向下止于胫骨内侧髁的内侧面。这两个肌之中较浅的一个叫半腱肌，它的下部为细长的腱；较深的一个叫半膜肌，其上半是扁薄的腱膜。

后群三个肌（股二头肌、半腱肌、半膜肌）的作用都是伸髋关节、屈膝关节。

三、小　腿　肌

小腿肌和大腿肌一样也分三群：前、后、外侧群。

（一）前群

从标本的小腿前面观察，找到胫骨前缘，紧贴胫骨前缘外侧的是胫骨前肌。其下端是一腱，止于内侧楔骨和第1跖骨。在胫骨前肌上半的外侧是趾长伸肌，该肌跨过踝关节前方至足背分为四个腱，分别止于第2～5趾的背面。在趾长伸肌止于第5趾的肌腱的外侧，尚可看到一个肌腱止于第五跖骨底，该腱连同相应肌腹一起叫第3腓骨肌。其肌腹常与趾长伸肌融合。第3腓骨肌在一部分人中缺如。在小腿部的下部，胫骨前肌与趾长伸肌之间有一个肌腱由深部浅出，这是拇长伸肌的腱。它行向下，止于拇趾背面拇长伸肌的肌腹为胫骨前肌和趾长伸肌所掩盖。

小腿肌的前群各肌均从踝关节的前方跨过，所以都有伸（背屈）踝关节的作用。此外，胫骨前肌可使足内翻；拇长伸肌伸拇趾，趾长伸肌伸第2～5趾，第三腓骨肌可使足外翻。

（二）外侧群

先找到外踝，在紧靠外踝的后面可见有两根肌腱（一浅一深），沿两根肌腱向上追索，可见它们各连于一个肌腹。浅层的是腓骨长肌，深层的是腓骨短肌。两肌均附于腓骨的外侧面。腓骨长肌的上端较高，沿两肌的肌腱向前下追索，可见腓骨短肌腱止于第5跖骨粗隆。而腓骨长肌腱进入足底走向前内侧，止于第1跖骨底和内侧楔骨。在足关节标本上观察腓骨长肌腱在足底的行程和止点。此两肌的主要作用是使足外翻，也可跖屈踝关节。

（三）后群

小腿后群肌位于小腿后面，可分浅深两层。在标本上，浅层肌切断，先将它还回原位对好，最浅层的一块较大的肌叫腓肠肌，此肌以两个头起于股骨内外侧髁的后面，下段是强大的肌腱，将已切断的腓肠肌翻开，其深面又有一块较大的肌，此肌叫比目鱼肌，它起于腓骨后面和胫骨的比目鱼肌线，其下段也呈强大的腱。腓肠肌腱与比目鱼肌腱愈着构成一个粗大的跟腱，止于跟骨结节。所以上述两肌又合称为小腿三头肌。小腿三头肌的作用是跖屈踝关节，其中腓肠肌还可以屈膝关节。

把已断离的比目鱼肌翻开，观察后群的深层肌，此时可以看到三个纵行的肌：最内侧的是趾长屈肌；最外侧是拇长屈肌，在趾长屈肌与拇长屈肌之间；位置略深的是胫骨后肌。这三个肌起自胫腓骨的后面，向下形成肌腱。经内踝后方进入足底。趾长屈肌腱分成四条腱止于第二至第五趾；拇长屈肌腱止于拇趾；胫骨后肌止于足舟骨和三个楔骨。这三个肌均从踝关节的后内侧跨过，所以都具有跖屈踝关节的作用。但它们的主要作用则各不相同：趾长屈肌屈第二至第五趾；拇长屈肌屈拇趾；胫骨后肌使足内翻。

在上述三肌上端的上方，有一略呈三角形的肌紧贴于胫骨上段的后面，此肌叫腘肌。它起于股骨外上髁，斜向下内侧，止于胫骨的比目鱼肌线以上的骨面。可以屈膝关节。

四、足　　肌

足肌可分为足背肌和足底肌。足背肌较弱小，在标本上将趾长伸肌腱轻轻拉起，就可以看见一些短小的肌肉，这些肌统称足背肌。足底肌数目较多，也较发达，其配布和作用与手肌相似，在标本上不必一一观察。

五、下肢的局部结构

1. 梨状肌上孔（suprapiriformis foramen）**和梨状肌下孔**（infrapiriformis foramen）　梨状肌从坐骨大孔穿出骨盆，将坐骨大孔分为上下两部，分别叫梨状肌上、下孔。它们是神经、血管的通道。

2. 股三角（femoral triangle）　把股部前群肌和内侧群肌各肌放还原处。股三角的边界是：上界是腹股沟韧带；下外侧界是缝匠肌的内侧缘；下内侧界是长收肌的内侧缘。在股三角区内有神经、血管等。

3. 收肌管（adductor canal）　在股部的中部，缝匠肌深面，股内侧肌和大收肌之间有一个间隙，称为收肌管。此管的前壁是缝匠肌及其深面的一层腱膜（在标本上此腱膜已除去），外侧壁是股内侧肌；后壁是大收肌。此管的上口通至股三角的下端；下口为收肌腱裂孔，经此孔通至腘窝（后述）。此管也是血管和神经的通道。

4. 腘窝（popliteal fossa）　位于膝关节的后方，呈菱形。其上内侧界是半腱肌和半膜肌；上外侧界是股二头肌；下内侧界和下外侧界分别是腓肠肌的内侧头和外侧头。此窝也是神经和血管的通道。

【课堂互动与提问】

（1）大腿肌群包括哪些？各肌群的主要作用有哪些？

（2）使足内、外翻的肌包括哪几块？

（3）臀部肌与坐骨神经走行的位置关系是怎样的？臀肌注射时如何定位？

（熊　伟）

第二篇 内 脏 学

第四章 消 化 系 统

【实验目的与要求】

（1）熟悉内脏的概念；了解中空性器官和实质性器官的一般形态和构造；掌握胸腹部标志线和腹部分区。

（2）掌握消化系统的组成、功能，消化管的连接关系及上、下消化道的概念。

（3）掌握口腔的境界、分部，咽峡的构成，熟悉唇、颊、腭的结构特点。

（4）掌握牙的形态、构造、排列命名，熟悉牙周组织。

（5）掌握舌的形态和黏膜特征及颏舌肌的作用。

（6）掌握三对大唾液腺的位置及其导管开口部位。

（7）掌握咽的位置、分部、各部结构和交通及咽淋巴环的概念，了解咽壁的构造。

（8）掌握食管的位置、分部、生理性狭窄及距切牙的距离。

（9）掌握胃的位置、形态、分部，熟悉胃的毗邻，了解胃壁的构造。

（10）了解小肠的分部，掌握十二指肠的形态、位置、分部，十二指肠大乳头的位置和十二指肠悬韧带的位置及其临床意义。

（11）掌握空回肠的位置、形态特征。

（12）掌握大肠的分部及结构特点，盲肠和阑尾的位置及阑尾根部的体表投影，结肠分部及各部位置，直肠肛管的位置、形态和黏膜构造特点。

（13）掌握肝的位置、形态、分叶，了解肝的主要功能、体表投影和肝段的概念。

（14）掌握胆囊的位置、形态、功能及胆囊底的体表投影，肝外胆道的组成及胆汁的排出途径。

（15）掌握胰的形态、位置，熟悉其分部及胰液的排出途径。

【实验难点】

（1）腭舌弓、腭咽弓、舌乳头、咽峡组成（注意结合活体观察）。

（2）颏舌肌的作用。

（3）咽的分部、各部结构、咽淋巴环。

（4）十二指肠大乳头、十二指肠悬韧带，空回肠的孤立淋巴滤泡和集合淋巴滤泡，肛管黏膜面结构。

（5）胆囊和肝外胆道。

【实验材料】

1. 标本

（1）整尸（头颈正中矢状切、胸前壁打开去肺、腹腔打开）。

（2）头颈正中矢状切。

（3）离体舌。

（4）三对大唾液腺及导管。

（5）上下颌牙。

（6）离体胃。

（7）离体胰十二指肠（示十二指肠大乳头和胰管）。

（8）一段空回肠纵切（示黏膜皱襞和集合淋巴滤泡）。

（9）一段结肠（示结肠带、结肠袋、肠脂垂）。

（10）回盲部（示回盲瓣）。

（11）直肠肛管纵切（示内面结构）。

（12）男女盆腔正中矢状切（示直肠、肛管的位置及弯曲）。

（13）离体肝（示肝的形态和进出肝门的结构）。

2. 模型

（1）半身模型。

（2）胰十二指肠。

（3）肝。

（4）切牙、尖牙、磨牙。

（5）上下颌牙。

【注意事项】

（1）系统结构与局部结构结合观察。

（2）尸体标本与模型结合观察。

（3）观察活体口腔，注意比较与标本之间的异同。

（4）将标本结构复原后再观察，不要盲目地寻找结构。

【实验观察】

消化系统包括消化管和消化腺两部分。消化管指从口腔到肛门的管道，由口腔、咽、食管、胃、小肠（十二指肠、空肠、回肠）和大肠（盲肠、阑尾、结肠、直肠、肛管）组成。临床上通常把从口腔到十二指肠的一段称为上消化道，将空肠以下的部分称为下消化道。消化腺有大腺、小腺之分，大消化腺包括大唾液腺、肝脏和胰腺；小消化腺是指散在消化管壁内的许多小腺体（如唇腺、颊腺、胃腺、肠腺等）。

第一节 口腔、咽、食管

一、口 腔

在头颈正中矢状切标本上观察，可见口腔（oral cavity）是消化管的起始部，向前经口裂通外界，向后经咽峡与咽相通。其分为口腔前庭和固有口腔两部分。口腔前庭是位于上、下唇，颊和上、下牙弓（包括牙槽、牙龈、牙列）间的狭窄空隙；固有口腔是位于上、下牙弓以内的口腔其余部分，当上下牙列咬合时，每侧最后一个牙的后方，仍有一个间隙可以沟通口腔前庭和固有口腔（临床上昏迷患者常利用此间隙插入胃管）。

在标本上体会，口腔的前壁和侧壁是唇和颊，顶壁是腭，下壁就是口腔底，由舌及舌下的结构构成。

（一）口唇和颊

口唇（oral lips）和颊（cheek）均由皮肤、肌及黏膜组成。在活体上互相观察，上下唇间的裂隙是口裂，口裂两侧由上、下唇结合成口角。上唇外面中线处有一纵行浅沟，称为人中，急救时常在此处进行针刺。在唇的游离面皮肤黏膜移行处，因含有丰富的毛细血管，而呈鲜红色。在活体上向上翻起唇，可见上唇内面正中线处与牙龈基部之间有一小黏膜皱襞，称上唇系带。将下唇向下翻，也可看到下唇系带。

在活体上摸清颧骨和下颌体，颧骨与下颌体间的软组织构成口腔的外侧壁，称为颊。每侧颊与上唇之间有一呈弧形的浅沟，叫鼻唇沟，此沟在笑时更为明显。在相对上颌第2磨牙牙冠的颊黏膜处，有腮腺导管的开口。

（二）腭

腭（palate）构成口腔的顶壁。在头颈正中矢状切标本上观察，可见腭的前2/3部分内有骨的断面（上颌骨的腭突和腭骨的水平板）故称硬腭，后1/3部分全由软组织构成，故称软腭（大家一定要分清楚腭骨、腭、硬腭、软腭的概念）。

在活体上互相观察。被观察者张大口，舌放松，轻轻发出"啊——"的声音。观察者可见软腭的后部斜向后下，称腭帆。腭帆后缘游离，中央有一向下的突起，俗称"小舌头"，即腭垂，又称悬雍垂。自腭帆向两侧各有两条弓状皱襞，位于前方者延续至舌根的前外侧，称为腭舌弓；后方者向下延续至咽侧壁，称腭咽弓。在腭舌弓与腭咽弓之间的凹陷，称扁桃体窝，窝内可见由淋巴组织构成一扁卵圆形的结构，称腭扁桃体，表面凹凸不平。

腭帆后缘、两侧腭舌弓和舌根共同围成的狭窄部，称为咽峡，是口腔和咽的分界处。咽峡以后的结构，如腭扁桃体、腭咽弓等都属于咽壁上的结构。口腔并无真正的后壁，而是经咽峡与咽相通。

（三）牙

先在头颈部标本或活体观察，可见牙（teeth）排成上下两列，分别镶嵌在上、下颌骨的牙槽内（对照骨标本观察）。对照牙模型观察，每个牙均可分为暴露于口腔内的牙冠，嵌入牙槽内的牙根和位于根、冠交界处缩细的牙颈三部分。覆盖在牙槽突及牙颈表面的黏膜，称牙龈（活体上呈红色）。牙模型有切牙、尖牙、磨牙三种，根据牙冠的形态，你能区别它们吗？

观察纵剖面牙模型，牙冠部分表面覆盖一层白色的物质，称釉质，是人体中最坚硬的组织。覆于牙根和牙颈表面的是一层很薄的浅黄色物质，称牙骨质。在釉质、牙骨质的深面是牙质，是构成牙的主要物质，呈淡黄色。牙内部的空腔称牙腔（或髓腔），其内充满血管、神经和结缔组织组成的牙髓，一旦发炎，常引起剧烈的疼痛。

人的一生中，先后有两组牙发生，即乳牙与恒牙。乳牙在上、下颌的左、右半侧各5个，共计20个，而恒牙共计32个。从正中线开始向外侧，向后依次是中切牙、侧切牙、尖牙、第一前磨牙、第二前磨牙、第一磨牙、第二磨牙、第三磨牙。第三磨牙长出较晚，18～30岁萌出，故又称迟牙（或智牙），有30%左右的人终生不萌出此牙。

（四）舌

舌（tongue）位于口腔底，以骨骼肌为基础，表面覆以黏膜。在游离舌标本上观察，舌分为上、下两面。上面称舌背，稍隆起，在其后份有"V"形向前开放的界沟，将舌分为前2/3的舌体和后 1/3 的舌根。舌体前端狭窄称为舌尖。界沟的尖端有一小凹，为舌盲孔。继续观察舌背，舌体上面和边缘部的黏膜上有许多小突起，称为舌乳头。在标本上看到的比较散在、体积稍大、稍浅的钝圆形的是菌状乳头。在菌状乳头之间数量最多、颜色略深、体积稍小的是丝状乳头，最大的称轮廓乳头排列于界沟前方，共有 7～11 个。活体上，菌状乳头颜色较红，丝状乳头则苍白。在标本上仔细辨别舌乳头。舌根表面有许多大小不等的圆形隆起，统称舌扁桃体，由淋巴组织构成。

在活体上互相观察，将舌尖抵向硬腭，在正中线上，可见一条黏膜皱襞从舌下面连至口腔底的前部，此为舌系带。在其下端的两侧，各有一条向后外侧延伸的黏膜皱襞，为舌下襞。舌下襞的前内侧端形成小隆起，为舌下阜，其上有下颌下腺和舌下腺大管的开口。

舌是一肌性器官，参与构成舌的肌统称舌肌，包括舌内肌和舌外肌。在正中矢状切开的头颈部标本上观察，可见舌内有一呈扇形的肌，即颏舌肌，颏舌肌是一对，左右各一。颏舌肌起于下颌骨体中部后面的颏棘，肌束呈扇形伸入舌内，止于舌中线两侧。当两侧颏舌肌同时收缩，拉向前下（伸舌）；而单侧收缩时，舌的该侧半被拉向前，而舌的另一侧半（对侧半）则停在原位不向前移，此时舌会偏向哪一侧？

（五）大唾液腺

在口腔除有若干小唾液腺（如唇腺、颊腺、舌腺等）外，还有三对唾液腺（major salivary glands），包括腮腺、下颌下腺、舌下腺。在显示唾液腺的标本上观察。

1. 腮腺（parotid gland）　在耳的前下方，可见一团略呈三角形的组织，就是腮腺。仔细观察，可见它是由无数小块组织构成的，有别于肌组织，也与脂肪组织有区别。腮腺前部覆于咬肌后部的表面。腮腺管自腮腺前缘上部发出，在颧弓下约一横指处越过咬肌表面，至咬肌前缘处转向内侧，穿颊肌开口于平对上颌第二磨牙牙冠的颊黏膜处。

2. 下颌下腺（submandibular gland）　呈卵圆形，位于下颌体后部的内侧和下方，下颌下腺管自腺体的内侧面发出，沿口底黏膜深面前行开口于舌下阜。

3. 舌下腺（sublingual gland）　较小，呈扁长索状，位于口底，舌下襞的深面，其腺管有大小两种，大管常与下颌下腺管汇合或单独开口于舌下阜；小管为 5～15 条，直接开口于舌下襞。舌下腺管在标本上没有显示出来，不必细找。

二、咽

咽（pharynx）是一个上宽下窄，前后略扁呈漏斗状的肌性管道，上起颅底，下达环状软骨下缘（第六颈椎下缘）水平续连食管。其后壁贴近上六个颈椎椎体的前面，前壁则不完整，从上往下分别与鼻腔、口腔和喉相通。由此，咽相应分为鼻部、口部及喉部。

观察头部正中矢状切标本，先找到舌根，在其后下方可见有一薄片状结构伸向后上方的会厌。沿会厌向下追索是一个较大的圆柱状空腔（标本上仅能看到此空腔一半）。空腔的上部属于喉，下部是气管。空腔的后壁内，有一个软骨的断面（此软骨是环状软骨）。

鼻部：又称鼻咽部，为软腭后缘（即游离缘）水平以上，颅底以下的区域。向前经鼻后孔通鼻腔。顶壁和后壁交界处，黏膜内有丰富的淋巴组织聚集，称咽扁桃体。鼻咽侧壁上有一漏斗形小洞，称咽鼓管咽口。咽鼓管咽口的前、上、后方有一明显的弧形隆起，称咽鼓管圆枕，圆枕后方与咽壁之间有两纵行凹陷，称咽隐窝。咽鼓管咽口附近的黏膜内有丰富的淋巴组织（肉眼无法辨别），称咽鼓管扁桃体。

口部：又称口咽部，是口腔向后的延续部。位于软腭与会厌上缘平面之间，经咽峡与口腔相通。在会厌和舌根后下部间连有一条呈矢状位的黏膜皱襞，称为舌会厌正中襞，其两侧的凹陷称会厌谷，是异物停留的部位。此外，口咽外侧壁还有腭扁桃体。

喉部：又称喉咽部，位于咽口与喉的后方。上起于会厌上缘平面接口咽，下于环状软骨下缘高度续连食管，向前经喉口与喉腔相通。喉口两侧各有一个深窝，称梨状隐窝，也是异物常易滞留的部位。

三、食　　管

在显示深层结构的整尸标本上观察，注意勿将食管（esophagus）周围的神经和血管拉坏，食管上端于环状软骨下缘（或第六颈椎下缘水平）与咽相续，全长可为颈部、胸部和腹部三段。颈部沿颈椎体前方下行并稍偏左，其前方有气管。胸部沿脊椎胸段的前方下行，在第七胸椎处，再下行则偏向左前方。至第十胸椎高度穿膈的食管裂孔，续于食管腹部。腹部最短，仅 1～2cm 长，下端连于胃。

食管有三个狭窄部。这三个狭窄部在尸体标本上多不明显（活体上比较清楚），只能看每个狭窄所在的位置。第一狭窄在食管的起始处（平第六颈椎下缘）；第二狭窄在左主支气管跨越食管左方前处（平胸骨角或第四、五胸椎之间）；第三狭窄在食管穿经膈肌的食管裂孔处（平第十胸椎）。这些狭窄是异物易滞留处，也是肿瘤的好发部位。

第二节　消化系统的腹腔部分

为了描述胸腹腔内器官的位置和体表投影，通常在胸腹部体表画出若干的标志线和分区。请阅读讲义中有关的文字和图，搞清腹部分区。

一、消化系统的腹腔部分概况

打开腹前壁的整尸标本观察。紧贴膈的下方，可以看到肝脏（图32）。肝偏右侧，其右侧部分较大较厚，左侧部分较小。在肝的左下方，可以看到胃。在腹部中份（脐部），轻轻提起一段肠管，可见其与腹后壁间有一片状结构，即小肠系膜。小肠系膜附于腹后壁，沿小肠向上端方向追索，直至追到小肠连于被腹后壁遮盖的一段肠管为止。此处肠管呈急剧弯曲，称十二指肠空肠曲，此曲以上是十二指肠，以下为空肠。从空肠向下端方向追索，达右髂窝处，可见它连于大肠的左侧壁上，由十二指肠空肠曲到小肠末端，全长的上2/5是空肠，下3/5是回肠。空、回肠间没有明确的界限。小肠就包括十二指肠、空肠、回肠。回肠末端与大肠相连处，大肠向下突，形成盲囊状，称盲肠。其内下方有细长阑尾。盲肠以上的是升结肠。沿升结肠向上追索，在肝的下方，肠管急转向左，形成结肠右曲（肝曲）。从结肠的右曲，大肠转向左横行，称横结肠。横结肠左端急转向下，形成结肠左曲（脾曲）。自左曲向下是降结肠，降结肠向下行至左侧髂嵴的高度，连于乙状结肠（图33）。乙状结肠弯曲走向骨盆，在第三骶椎的前方连于直肠，直肠末端（下端）为肛门。

消化系统的腹腔部分是：食管腹部（前已述）、胃、小肠（十二指肠、空肠、回肠）、大肠 [盲肠、阑尾、结肠（包括升结肠、横结肠、降结肠及乙状结肠）、直肠]、肝和胰（因其位置很深，在整尸标本尚未看到它，后面再观察它）。

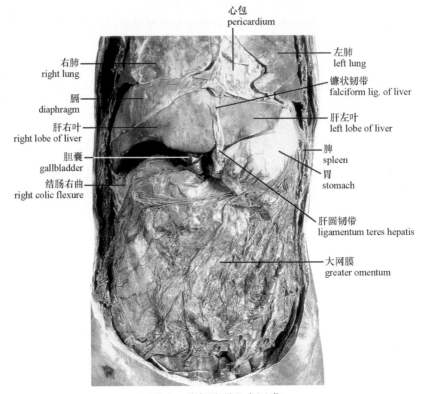

图 32 腹部脏器和大网膜

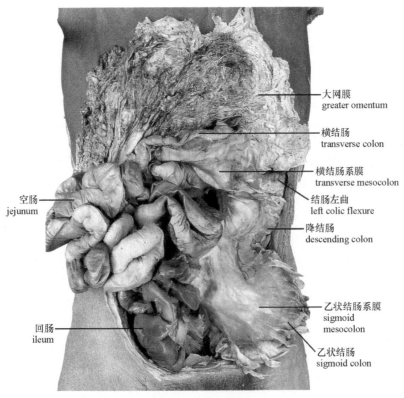

图 33 小肠与结肠

二、胃

在整尸上观察，胃（stomach）位于左季肋区和腹上区（图 34）。但是胃的位置变化很大，与体型、胃的充盈程度等因素有关。

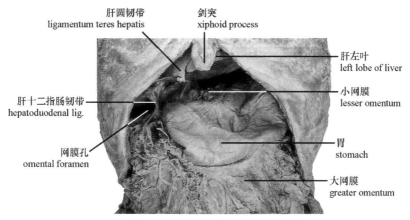

肝圆韧带
ligamentum teres hepatis

剑突
xiphoid process

肝左叶
left lobe of liver

肝十二指肠韧带
hepatoduodenal lig.

小网膜
lesser omentum

网膜孔
omental foramen

胃
stomach

大网膜
greater omentum

图 34　胃与小网膜

取离体胃标本观察，胃有两壁、两缘和两口。先找到胃的两个口，用手指触摸两个开口处，其中较厚较硬的一个是幽门，接十二指肠；另一个是贲门，与食管腹部相接。将离体胃平放，在贲门与幽门间有上下两个缘。上缘凹而短，称胃小弯；下缘凸而长，称胃大弯。在整尸上，胃小弯位于右上方，位置较深；胃大弯位于左下方，位置较浅。胃小弯最低点的转角处，称角切迹。胃的两壁，即朝向前上方的前壁及朝向后下方的后壁。

胃可分四部：近贲门的部分，称贲门部，它没有确切的范围；自贲门左上侧作水平线，线以上膨出部分称胃底；从角切迹至胃大弯膨隆的左界处作连线，此线与幽门之间的部分称幽门部；胃底与幽门部之间的部分为胃体。在幽门部的大弯侧有一不明显的浅沟，称中间沟，此沟又将幽门部分为左侧的幽门窦和右侧较缩窄的幽门管。离体标本大多沿胃大弯切开。将胃展开，观察胃的黏膜面。胃空虚时，其黏膜形成很多皱襞，近胃小弯的皱襞大致与小弯平行，而近胃大弯的皱襞多不规则。观察胃壁的外面，此面很光滑，这是表面覆有一层浆膜之故。观察沿胃大弯切开的胃壁断面，在黏膜与浆膜之间是胃壁的肌层（平滑肌）。幽门处的环行肌特别发达，称幽门括约肌。在幽门括约肌表面因黏膜覆盖形成环状皱襞，称为幽门瓣。

三、小　　肠

小肠（small intestine）上起幽门，下接盲肠，是消化管中最长的一段，分为十二指肠、空肠与回肠三部分。

（一）十二指肠

在人体半身解剖模型上观察。十二指肠（duodenum）贴近腹后壁，全长约 25cm，约成 "C" 形包绕胰头，可分为四部：十二指肠上部是幽门行向右后方达肝门（后述），上部左侧与幽门相连的一段，称为十二指肠球；由上部在肝门的下方转向下，沿脊柱右侧下行至第三腰椎高度，此段为十二指肠降部；由降部在第三腰椎的右侧转向左行，跨腹部的大血管，略向上升，达第二腰椎左侧连于十二指肠空肠曲。此段中呈水平走行的为水平部（也称下部），第四部分略向左上方走行的称为升部，升部连于空肠。在整尸标本上，看清十二指肠上部。此部的末端由于接近胆囊，有时被染成深绿色。看清十二指肠空肠曲。十二指肠降部、水平部及升部，因被腹后壁腹膜覆盖，看不清楚。

取离体的十二指肠和胰标本。对照十二指肠胰模型进行观察，在标本上分辨清楚十二指肠的四部。标本上，十二指肠降部多已切开。在此部内侧壁与后壁交界处，有一纵行的黏膜皱襞，此襞下端有两突起，称十二指肠大乳头。胆总管和胰管共同开口于此。

（二）空肠和回肠

从十二指肠空肠曲至小肠末端，是空肠（jejunum）和回肠（ileum），两者间无明显界限（图35）。空肠约占空回肠全长的 2/5，主要占据腹腔的左上部；回肠约占空回肠全长的 3/5，一般位于腹腔的右下部。两者都借小肠系膜固定于腹后壁。与其小肠系膜相连处称系膜缘，与之相对侧处称为对系膜缘（或称独立缘）。

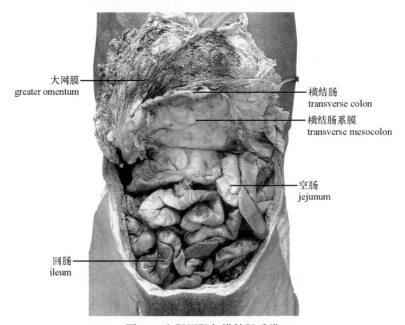

图 35　空肠回肠与横结肠系膜

取离体的空肠和回肠标本观察。一般说来，空肠肠壁较厚，回肠肠壁较薄。空回肠的黏膜皱襞均呈环行，但空肠的黏膜皱襞密而高，回肠的黏膜皱襞则疏而低。观察瓶装的空回肠标本，请分清空肠、回肠。瓶内的空肠、回肠都已沿系膜缘剪开了。在回肠黏膜表面，对系膜缘处可见一长椭圆形结构，表面较粗糙，与周围的黏膜结构显著不同，此为集合淋巴滤泡，其长轴与肠管长轴平行。选一段肠壁较薄的离体回肠标本，将其展开，对光观察，可见到一些散在的像芝麻大的不透光点，为孤立淋巴滤泡。集合淋巴滤泡一般只存在于回肠，尤其回肠下段较为多见，孤立的淋巴滤泡空回肠均有。

四、大　　肠

大肠（large intestine）包括盲肠、阑尾、升结肠、横结肠、降结肠、乙状结肠及直肠。

（一）盲肠和阑尾

在整尸标本右髂窝处观察盲肠（caecum）、阑尾（vermiform appendix）及回肠末端。盲肠呈盲囊状。阑尾形似蚯蚓，故又称蚓突，其长度个体差异较大。阑尾位置也不太恒定，可位于盲肠的内下方，末端伸向盆腔方向，也可位于回肠末端的前方或后方，也可位于盲肠的后方。轻轻将阑尾提起拉直，可见有一片状结构连于阑尾，它是阑尾系膜，由腹膜构成。取离体的盲肠和阑尾标本观察，先分清回肠末端、盲肠和阑尾，然后将盲肠壁展开，可见回肠末端突入大肠肠腔。在回肠末端开口的上方和下方，各有一片结构，合称回盲瓣（图36）。在回盲瓣的下方，阑尾根部的位置，有阑尾通向盲肠的开口，称阑尾口，此口很小，易被阻塞。

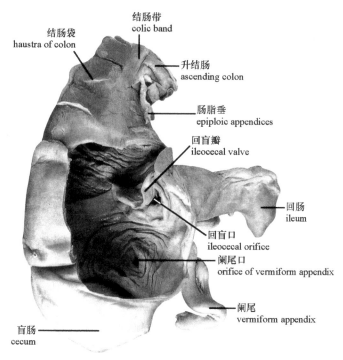

图 36　盲肠与阑尾

（二）结肠

结肠（colon）分为升结肠、横结肠、降结肠和乙状结肠，其结构基本相同。取离体结肠标本观察其特点，仔细察看肠壁表面，可见纵行的带状结构，宽约4mm，称结肠带，结肠带共三条，是结肠肠壁纵行肌层集中成三束形成的。在离体盲肠、阑尾标本上观察，可见盲肠表面也有结肠带，而且三条都连于阑尾根部。再观察离体结肠，由于结肠带短而肠管长，因而使得肠管形成许多由横沟隔开的囊状突出部，称结肠袋。从结肠的黏膜面（内面）观察，可见与横沟相应的黏膜突向肠腔，形成半月形皱襞称结肠半月襞。此外，沿结肠带附近分布有一些黄色的脂肪突，称肠脂垂。

结肠带、结肠袋、肠指垂是结肠的三大形态结构特点，可作为辨别结肠的标志。

（三）直肠

在正中矢状切开的盆腔标本上观察直肠（rectum）（图37）。直肠位于盆腔内，自第三骶椎前方起下行，穿过盆膈终于肛门。盆膈以上部分，为直肠部。盆膈以下部分为直肠肛门部或称肛管。从侧面观察，直肠有两个弯曲。上方的与骶尾骨曲度一致，凸向后，称骶曲。下方的凸向前，称会阴曲。仔细观察直肠肠壁的剖面，可见肛门附近，肠壁的环行平滑肌增厚，形成肛门内括约肌。

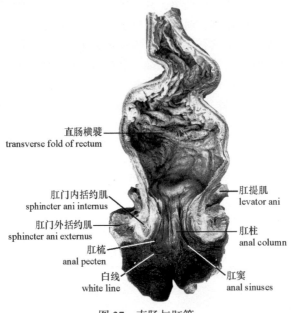

图 37　直肠与肛管

在肛门内括约肌的周围有一些骨骼肌的断面，称肛门外括约肌。取离体直肠标本，观察其内面的结构，在直肠下段的内表面，可见几条纵行隆起，称肛柱。各柱下端间借半月形黏膜皱襞相连。这些皱襞称肛瓣。肛瓣与两个相邻肛柱的下端之间，形成小袋状陷窝，称肛窦。肛窦的边缘与肛柱下端连成一条锯齿状的环形线，称为齿状线或肛皮线。此线下方宽约 1cm 的环行光滑区域，称肛梳或痔环。肛梳下方称白线。

五、肝

在整尸标本上观察。肝（liver）绝大部分位于右季肋区和腹上区，小部分伸至左季肋区。肝的右侧部较大，左侧部较小，肝的上面与膈贴近，称膈面，朝向前上方，下面与腹腔器官相邻，称脏面，朝向左下方。用手插在肝与腹前壁之间，向两侧滑动，可摸到一片呈矢状位的结构，称镰状韧带，它是由两层腹膜构成的，连于肝膈面的前部与腹前壁后面之间。用手先后从镰状韧带的两侧，插入肝与腹前壁之间，往上后方探查，并向左侧或右侧滑动，手指末端可在肝膈面的上部与膈之间触及一横位的片状结构，此结构是冠状韧带的前层，它呈冠状位连于肝膈面与膈之间。它是镰状韧带的两层腹膜在其上端分开，分别行向两侧而成。因此冠状韧带前层是单层腹膜结构。在镰状韧带下部的游离缘，可见一圆索状结构，称肝圆韧带。此韧带向上连于肝的脏面，向下连于脐，是胎儿时期脐静脉的遗迹。

取离体肝标本和肝模型观察。肝的膈面隆凸而光滑，脏面凹陷而凹凸不平。膈面朝向前上方，脏面朝向左后下方。膈面与脏面在前方的分界是一锐薄的缘，称前（下）缘。前

（下）缘上有两个缺口：右侧的称胆囊切迹（部分个体不明显或没有），胆囊底常露出此切迹；左侧的称脐切迹或肝圆韧带切迹，肝圆韧带经过此切迹。肝的右侧端圆钝厚大，左侧端尖锐薄小。

根据上述内容可确定离体肝的方位了。将肝模型按照你自己的方位摆在解剖位置上，体会其在体内的方位。在肝模型上观察。在肝膈面的前部，仔细观察可见两条并在一起的线形隆起，从脐切迹向后延伸，此表示镰状韧带。此韧带将肝的膈面分为肝右叶和肝左叶。两条并在一起的线形隆起在肝膈面的上部分开，分别行向左侧和右侧，此表示冠状韧带前层，沿右侧的一条线形隆起追索至其末端（在肝膈面的右部），可见与其后方的另一条线形隆起会合，此示为右三角韧带。顺后方的一条隆起追索，达肝的脏面，此线形隆起基本上呈水平行向左侧，此为冠状韧带后层的一部分。冠状韧带的后层与前层在肝左叶膈面的上部会合成左三角韧带。冠状韧带、左右三角韧带韧均是连于肝与膈之间的双层腹膜结构。在冠状韧带前后层之间，肝表面没有腹膜覆盖，称裸区，此区在标本上较粗糙。在离体标本上，看清镰状韧带、冠状韧带的前后层、左右三角韧带及裸区。

在离体肝标本和肝模型观察其脏面。观察肝模型，脏面中部近前下缘处，右侧有一个囊状的草绿色结构，称胆囊。胆囊位于胆囊窝内，左侧的一个圆索状的乳白色结构是肝圆韧带。此韧带位于肝圆韧带裂内，在肝圆韧带后上方有一纵裂称静脉韧带裂。静脉韧带裂的右侧，有一粗大呈柱状的蓝色结构是下腔静脉。近下腔静脉上端处有肝左、中、右静脉的短干注入下腔静脉，该处称为第二肝门。下腔静脉所经过的肝的脏面处为一沟，称腔静脉沟。腔静脉沟与胆囊窝相接处和肝圆韧带裂与静脉韧带裂相接处之间，有一横行的沟，称肝门。它是肝内外结构出入肝的门户，出入肝门的主要结构有三个：后方粗大的蓝色管道，是门静脉；门静脉左前方最小的红色管子是肝固有动脉；右前方稍粗的草绿色管子是肝总管。肝的脏面可分为四叶：静脉韧带裂和肝圆韧带裂的左侧为左叶；腔静脉沟和胆囊窝的右侧为右叶；胆囊窝和肝圆韧带裂之间，肝门前为方叶；肝门以后，静脉韧带裂和腔静脉沟之间是尾状叶。脏面的左叶与膈面的左叶相当，脏面的右叶、方叶和尾状叶与膈面的右叶相当。肝的此种分叶仅是从外形的角度区分的，并无实用价值。在离体肝标本上看清肝门及其出入肝三个的重要结构，同时看清肝圆韧带和肝圆韧带裂、胆囊和胆囊窝、下腔静脉和腔静脉沟、静脉韧带裂、肝尾状叶和方叶。

六、肝外胆道系统

继续在离体肝标本和模型上观察（图38）。胆囊可分为四部：前下端为膨大的盲端称胆囊底；后上端变细的部分称胆囊颈；颈与底之间的大部分称胆囊体；胆囊颈弯向左下呈管状的部分称胆囊管。胆囊管与肝总管汇合，向下行则称胆总管。肝总管由肝左、右管汇合而成，其汇合处在有些标本上，位置可能较深，故不易观察（可多看几个标本）。取胰和十二指肠标本及模型观察。胆总管经十二指肠上部的后方下行，从后看，它走在十二指肠降部与胰头之间，末端与胰管汇合后，形成略膨大的总管，称肝胰壶腹，开口于十二指肠大乳头顶端。在胆总管和胰管的末端及肝胰壶腹周围有发育不等的环形平滑肌包绕，称为肝胰壶腹括约肌（标本、模型上均未显示）。肝总管、胆囊管及上方的肝脏共同围成一个三角形区域，称为胆囊三角。综上所述，肝外胆道系统包括胆囊、胆囊管、肝右管、肝左管、肝总管及胆总管。

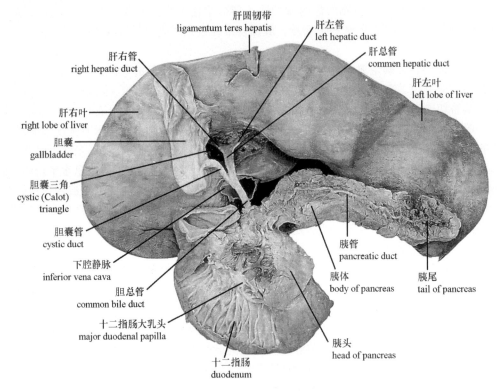

肝圆韧带
ligamentum teres hepatis

肝左管
left hepatic duct

肝总管
commen hepatic duct

肝右管
right hepatic duct

肝左叶
left lobe of liver

肝右叶
right lobe of liver

胆囊
gallbladder

胆囊三角
cystic (Calot)
triangle

胆囊管
cystic duct

下腔静脉
inferior vena cava

胰管
pancreatic duct

胰体
body of pancreas

胰尾
tail of pancreas

胆总管
common bile duct

十二指肠大乳头
major duodenal papilla

胰头
head of pancreas

十二指肠
duodenum

图 38　胆道、十二指肠与胰腺

七、胰

在人体半身模型上观察胰（pancreas）的位置。胰附于腹后壁，横跨第一腰椎前方。取离体胰和十二指肠标本及模型观察，胰的右端膨大部分为胰头，被十二指肠所环绕。左端细小部分是胰尾（有的标本上可能连有脾，它不属消化系统）。中间部分是胰体。在胰的实质内，有一贯穿全长的管子为胰管，胰管在十二指肠降部与胰头之间，与胆总管汇合，共同开口于十二指肠大乳头。

【课堂互动与提问】

（1）内脏包括哪几个系统的器官？

（2）消化系统由哪两大部分组成，每部分又由哪些器官组成？

（3）消化管的分部，各部的名称、位置、形态及主要结构分别是什么？

（4）咽峡由哪些结构组成？

（5）牙的形态构造是什么样的？恒牙、乳牙的排列命名是什么？

（6）三对大唾液腺的名称、位置、导管开口部位分别是什么？

（7）食管有哪几处生理性狭窄，有何临床意义？

（8）胃的形态、位置、分部分别是什么？

（9）阑尾根部和胆囊底的体表投影在哪里？

（10）结肠的外形特征是什么？

（11）肝的位置、形态、结构是什么？

（12）胆汁的产生和排出途径是什么？

（谢　巍）

第五章 呼吸系统 胸膜 纵隔

【实验目的与要求】

（1）掌握呼吸系统的组成和主要功能，上、下呼吸道的概念。

（2）了解外鼻的形态结构，掌握鼻腔分部，鼻腔外侧壁结构，鼻旁窦的名称、位置、开口及上颌窦的形态特点。

（3）咽（参见消化系统）。

（4）掌握喉的位置，主要喉软骨的名称、体表投影，喉腔的形态和分部，了解喉连结及喉肌。

（5）掌握气管的位置和构造特点，左、右主支气管的特点。

（6）掌握肺的位置、形态、分叶，了解肺段的概念。

（7）掌握胸膜、胸膜腔的概念，胸膜分部和肋膈隐窝的位置，了解肺和胸膜的体表投影。

（8）熟悉纵隔的概念、分部及主要内容。

【实验难点】

（1）鼻旁窦的开口位置。

（2）喉腔的结构，弹性圆锥。

（3）喉肌的配布及作用。

（4）气管隆嵴。

（5）肋膈隐窝的位置、形态，肋纵隔隐窝。

【实验材料】

1. 标本

（1）整尸（肺的位置、胸膜和纵隔）。

（2）头颈正中矢状切。

（3）鼻旁窦及其开口部位（瓶装标本）。

（4）呼吸系统概观。

（5）喉软骨及其连结。

（6）喉肌。

（7）气管杈切开（示气管隆嵴）。

（8）左、右肺。

2. 模型

（1）半身模型。

（2）鼻腔外侧壁及各鼻旁窦。

（3）喉软骨及其连结。

（4）喉切开（示喉腔结构及喉肌）。

（5）肺段。

【注意事项】

（1）建立系统概念，注重活体结构与标本的异同。

（2）把离体标本放在解剖位置观察，建立器官的整体形象。

（3）合理分配时间，突出重点结构。

【实验观察】

第一节　呼吸系统

呼吸系统由呼吸道和肺两部分组成。呼吸道包括鼻、咽、喉、气管和支气管。临床上通常把鼻、咽、喉称为上呼吸道，把气管、主支气管及肺内各级支气管称为下呼吸道。此外，胸膜和纵隔与呼吸系统有密切的关系，也纳入本章一并叙述。

一、鼻

鼻（nose）是呼吸道的起始部，也是嗅觉器官，包括外鼻、鼻腔和鼻旁窦三部分。

（一）外鼻

同学们先相互观察。外鼻（external nose）就是通常所说的鼻子，位于面部中部，上部较窄称鼻根，向下前延续成隆起的鼻背，其下端最突出的部分称鼻尖。鼻尖两侧略呈弧形隆突的部分称鼻翼。

（二）鼻腔

在头颈正中矢状切的标本可见，鼻腔（nasal cavity）由骨和软骨作支架，覆以黏膜或皮肤构成。鼻腔由位于正中矢状面的鼻中隔分隔为左、右两腔（因鼻中隔已被切除，在某些头颈正中矢状切的标本上观察不到）。向前下借鼻孔与外界相通，向后经鼻后孔通咽的鼻部。每侧鼻腔又可分为两部：鼻腔的前下部，即被鼻翼和鼻尖所包围的部分称鼻前庭；鼻腔的其余部分称固有鼻腔。鼻前庭的内面是皮肤，生有鼻毛。其上后有一呈弧形的隆起，称鼻阈，它是鼻前庭和固有鼻腔的分界处。固有鼻腔有上、下、内侧及外侧四壁。上壁由鼻骨、额骨、筛骨筛板及蝶骨体复以黏膜构成；下壁即硬腭；内侧壁为鼻中隔。在保留鼻中隔的鼻腔标本上可以看到：鼻中隔的前上部由筛骨垂直板构成，后下部由犁骨构成，前下部由鼻中隔软骨构成。

取切除鼻中隔的鼻腔标本和模型观察鼻腔的外侧壁（图39）。在鼻腔的外侧壁上，可见到大小不等，呈前后方向的三条隆起。最下方是下鼻甲，最长；中间的称中鼻甲，略短；最上方是上鼻甲，最短。每个鼻甲的下方均有一相应的裂隙，称鼻道，分别称下鼻道、中鼻道、上鼻道。有的标本，在上鼻甲上方还有一小的长形隆起，称最上鼻甲，其与上鼻甲之间的小沟则称最上鼻道。上鼻甲或最上鼻甲的后上方有一凹陷处，称蝶筛隐窝。取切除中鼻甲的鼻腔标本或模型观察，在中鼻道中部可见一个凹向上的弧形裂隙称半月裂孔。裂孔前端有通向上前方的漏斗形管道称筛漏斗，裂孔上方有一圆形隆起称筛泡。

鼻腔的黏膜包括两部分：嗅部位于上鼻甲内侧面以及相对应的鼻中隔部分，活体略呈苍白或淡黄色，内含嗅细胞；呼吸部黏膜覆于其余部分并与各鼻旁窦黏膜相延续，活体呈淡红色。

（三）鼻旁窦

鼻旁窦（paranasal sinuses）又称副鼻窦，由骨性鼻旁窦衬以黏膜而成，共四对。

先在颅骨标本上复习并找到各窦的位置。蝶窦位于蝶骨体内；额窦位于眉弓深面；上颌窦位于上颌体内；筛窦位于筛骨迷路内，筛骨迷路介于鼻腔与眶之间。一侧筛骨迷路内，含有大小不等的若干小空腔，称筛小房。筛小房按其位置可分前、中、后三群（或三组）。这些小房统称筛窦。

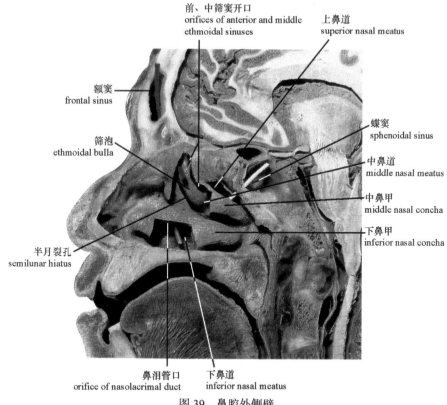

图 39　鼻腔外侧壁

取显示鼻旁窦的瓶装标本观察，标本上各鼻旁窦已打开，并有红色小塑料管插在开口处。请先辨认各鼻旁窦，额骨的剖面处可见额窦，蝶骨体的剖面处可见蝶窦。蝶窦开口于蝶筛隐窝；额窦开口于中鼻道的筛漏斗；上颌窦开口于中鼻道的半月裂孔的后部（注意上颌窦开口与窦腔的位置关系）；筛窦前小房开口于筛漏斗，中小房开口于中鼻道筛泡的上侧，后小房开口于上鼻道。

在正中矢状切开的头部标本上也可观察鼻旁窦，但是因中鼻甲的遮掩，不太易看清各窦的开口。将中鼻甲轻轻翻起，可以暴露半月裂孔、筛泡等。此时尝试用探针探查各窦（切切勿用锐器探查，以免破坏标本）。将下鼻甲轻轻翻起，在下鼻道的侧壁上可见到一个很小的裂隙，是鼻泪管的开口。

二、咽

咽见消化系统。

三、喉

在头颈正中矢状切的标本上观察。喉（larynx）位于颈前部中部，舌根与气管之间咽腔喉部的前方。找到会厌和环状软骨断面，喉的下界，是环状软骨下缘（约平第六颈椎下缘的高度）。会厌的上缘是喉的最高处，平第三颈椎。喉内的空腔称喉腔，向上经喉口通咽腔喉部，向下通连气管。

喉以软骨作支架，各软骨借关节、韧带及纤维膜相连结，软骨上附有喉肌，喉的内面衬以黏膜构成。

（一）喉的软骨

在喉支架模型上观察。对照教材，在模型上认出舌骨、甲状软骨、环状软骨及杓状软骨（图40～图43）。然后再根据下列描述，在模型上观察。

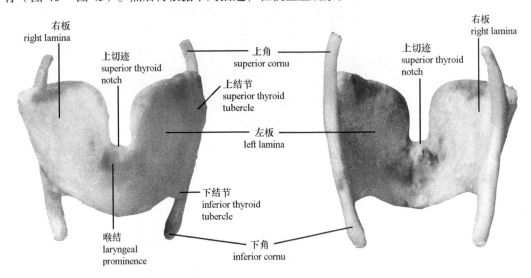

图40 甲状软骨（前面观）　　图41 甲状软骨（后面观）

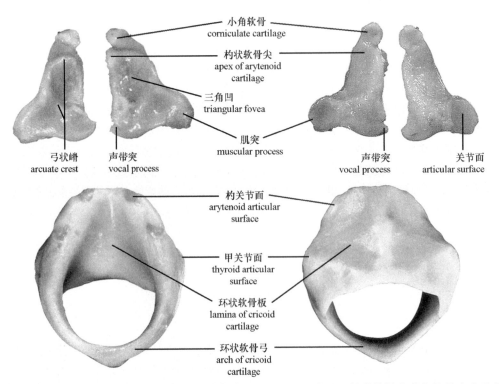

图42 环状软骨、杓状软骨和小角软骨（前面观）　图43 环状软骨、杓状软骨和小角软骨（后面观）

1. 甲状软骨（thyroid cartilage）　是喉软骨中最大的一个。它由左右两个四方形的软骨板在前方略以直角相结合而成。两板结合处称前角，前角上缘向前突出于体表称喉结。喉结是男性副性征之一，在成年男性特别显著，女性和未成年男性的喉结不太明显。喉结是一个重要的体表标志，每个同学都应在活体上摸到它。前角上缘两侧间的凹陷称甲状软骨上切迹。甲状软骨两板后缘游离，向上、向下各伸出一长突起，分别称上角和下角。

2. 环状软骨（cricoid cartilage）　位于甲状软骨下方，构成喉的底座。它是喉软骨中唯一完整的环状的软骨，对保持喉腔通畅起重要作用。环状软骨的前部低而狭窄，称环状软骨弓，后部高而宽阔，称环状软骨板。

3. 杓状软骨（arytenoid cartilage）　成对，位于环状软骨板的上方，呈三棱锥体形。尖朝上，底朝下。底向前方伸出的突起有声韧带附着，称声带突，向外侧较钝的突起有喉肌附着为肌突。

4. 会厌软骨（epiglottic cartilage）　是会厌的支架，呈树叶状，其下端狭细的颈附于甲状软骨前角的内面。

（二）喉的连结

喉软骨之间及喉软骨与舌骨、第一气管软骨之间，借关节、韧带和膜进行连结。继续在喉支架模型上观察。

1. 环甲关节（cricothyroid joint）　由甲状软骨一对下角与环状软骨侧方关节面构成，属联合关节。甲状软骨可沿通过两侧环甲关节的冠状轴做前倾和复位运动。当甲状软骨前倾时，其前角与杓状软骨声带突之间的距离增大。甲状软骨复位时，上述距离缩小。

2. 环杓关节（cricoarytenoid joint）　由左右杓状软骨底部与环状软骨板上缘关节面构成。杓状软骨可沿该关节的垂直轴做旋转运动，使杓状软骨声带突转向内侧或外侧。杓状软骨还可沿环状软骨板上缘，向内侧或外侧做一定程度的滑动。双侧的杓状软骨向内侧滑动，则两个杓状软骨的声带突互相靠近，反之则远离。

3. 弹性圆锥（conus elasticus）　从环状软骨弓上缘向上，有一片膜性结构，其下部较大，上部较小，称弹性圆锥。弹性圆锥游离的上缘增厚，形成声韧带。声韧带的前端附于甲状软骨前角内面，后端附于杓状软骨声带突。弹性圆锥的前部中部增厚，形成环甲正中韧带。在活体上，于前正中线上摸清环状软骨弓和甲状软骨下缘，它们之间就是环甲正中韧带所在的位置。

在舌骨和甲状软骨上缘之间，是一片结缔组织膜，称甲状舌骨膜。连于环状软骨下缘与第一气管软骨之间的薄膜称环状软骨气管韧带。

（三）喉腔

在头颈正中矢切的标本和观察喉的标本上观察。喉腔（laryngeal cavity）的上口称喉口。由会厌（会厌软骨及其表面附着的黏膜合称会厌）上缘向后下延伸的皱襞称杓状会厌襞，其外侧的凹陷是梨状隐窝。杓状会厌襞的后端深部包有杓状软骨（标本上未显示）。双侧杓状软骨之间的凹陷称杓间切迹。会厌上缘、双侧杓状会厌襞、杓间切迹共同围成喉口。现在观察喉腔（图 44），在喉腔中部的侧壁上，可以看到两条呈前后方向的皱襞。上方的是前庭襞，下方的称声襞。前庭襞的深面（外侧）有前庭韧带（它是前庭襞的基础，标本上未显示）。前庭襞左右各一，两侧前庭襞之间的裂隙称前庭裂。声襞的深面（外侧）是声韧带（它是声襞的基础，前面已观察过）。声襞也是左右各一，两侧声襞和杓状软骨底部之间的裂隙称声门裂，是喉腔最狭窄处。其前 3/5 位于两声襞间为膜间部，后 2/5 位于两侧杓状软骨间为软骨间部。同侧前庭襞与声襞之间向外延伸的隐窝称喉室。喉腔可分为三部：从喉口到前庭裂的一段喉腔，称喉前庭；从前庭裂至声门裂的一段喉腔（包括喉室），称喉中间腔；从声门裂到环状软骨下缘的一段喉腔，称声门下腔。

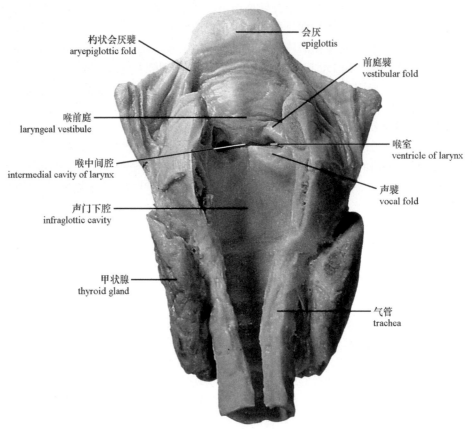

构状会厌襞
aryepiglottic fold

会厌
epiglottis

前庭襞
vestibular fold

喉前庭
laryngeal vestibule

喉室
ventricle of larynx

喉中间腔
intermedial cavity of larynx

声襞
vocal fold

声门下腔
infraglottic cavity

甲状腺
thyroid gland

气管
trachea

图 44 喉腔

四、气管和支气管

在头颈正中矢状切的标本上结合（图 45～图 47）观察。气管（trachea）位于食管的前方，

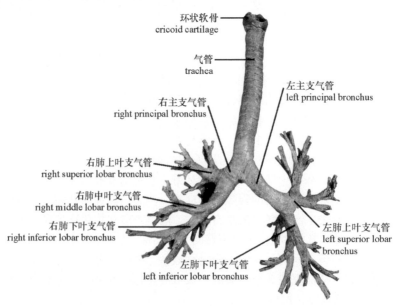

环状软骨
cricoid cartilage

气管
trachea

左主支气管
left principal bronchus

右主支气管
right principal bronchus

右肺上叶支气管
right superior lobar bronchus

右肺中叶支气管
right middle lobar bronchus

右肺下叶支气管
right inferior lobar bronchus

左肺上叶支气管
left superior lobar bronchus

左肺下叶支气管
left inferior lobar bronchus

图 45 气管与支气管 1

其上端约平第六颈椎下缘的高度，与喉相接。气管的上段位于颈部，下段位于胸腔内。气管下端在胸骨角水平（相当于第四、第五胸椎之间的高度）分为左右两个主支气管（bronchi），分权处称气管权。气管权内面形成一个向上方凸出的半月形呈矢状位的隆起，称气管隆嵴。取离体肺连有气管权的标本，从气管腔方向观察气管权，很容易见到气管隆嵴。

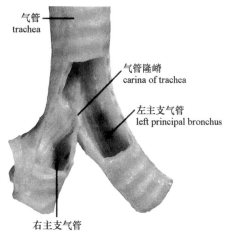

图 46　气管与支气管 2

在瓶装的气管、主支气管标本或离体气管标本上观察（图45～图47）。气管壁由十几个气管软骨和软骨之间的组织构成。气管软骨呈"C"形，后部缺如，缺口部由平滑肌和结缔组织封闭，构成气管的后壁，称为膜壁。往下观察左右主支气管，可见右主支气管短而粗，左主支气管则长而细。它们与气管中轴向下延长线的夹角，左侧大于右侧，即右主支气管较为陡直，而左主支气管较为倾斜，故气管异物，较易落入右主支气管。

支气管在肺内的分支后述。

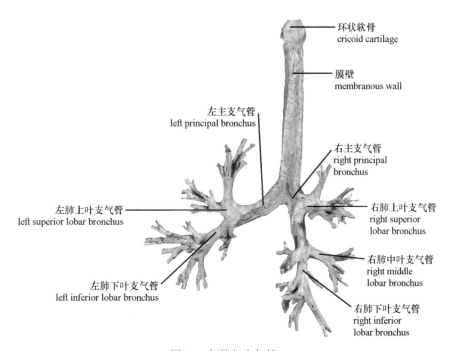

图 47　气管与支气管 3

五、肺

在打开胸前壁的整尸标本上观察。肺（lung）（图48，图49）位于胸腔内，左右各一，分居纵隔两侧，膈以上。取离体肺标本观察。每侧肺近似半圆锥形，有一尖、一底、两面和三缘。

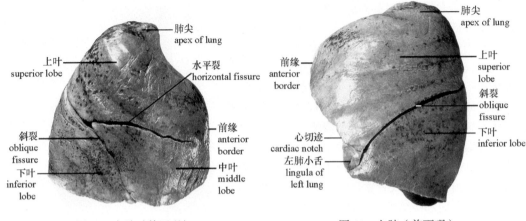

图 48　右肺（前面观）　　　　图 49　左肺（前面观）

尖朝上称肺尖，底朝下称肺底。肺底与膈相贴，故又称膈面。有支气管和血管断面的一面是内侧面，朝向纵隔，故又称纵隔面。支气管和血管出入肺的部位称肺门（图 50，图 51）。出入肺门的结构，由结

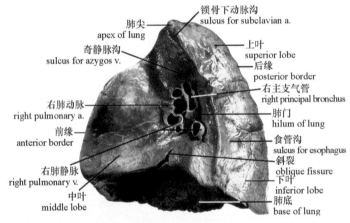

图 50　右肺（内侧面观）

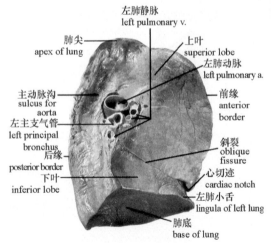

图 51　左肺（内侧面观）

缔组织包在一起，将肺连于纵隔，称为肺根。另一方较隆凸，朝向胸腔壁内面，与肋贴近，称肋面，肺的前缘较薄，后缘圆钝。前缘和后缘是肋面和内侧面的前、后分界线。肺的下缘是肋面和膈面（肺底）的交界处，较锐利。根据上述内容及通过观察，你该分清何为左肺，何为右肺。先取左肺观察。左肺的前缘的下半有较大的缺口，称为心切迹。其下方有一向前下的舌状突出部，称左肺小舌。在肋面，可见一条很深的裂隙从后上斜向前下，称为斜裂（又称叶间裂）。斜裂将左肺分为上下两叶。上叶位于前上方，下叶位于后下方。现在取右肺观察。右肺前缘较直，无切迹。在肋面，除有斜

裂外，还一条从斜裂中部附近向前内侧延伸的裂隙，称水平裂（又称右肺副裂）。此两裂将右肺分为上、中、下三叶。上叶位于前上方，中叶位于前下方，下叶位于后下方。

取支气管在肺内分支的标本观察。左右主支气管在进入肺之前，分出分支进入各肺叶，称肺叶支气管。左肺两叶有两个肺叶支气管，分别称为左肺上叶支气管和左肺下叶支气管。右肺三叶则有右肺上叶支气管、右肺中叶支气管和右肺下叶支气管，肺叶支气管再分支，则称为肺段支气管。每一肺段支气管及其分支和它所属的肺组织构成一个支气管肺段（简称肺段）。左右肺各有十个肺段。

第二节 胸 膜

胸膜是覆于左、右两肺表面及胸壁内面、纵隔侧面和膈上面的浆膜。覆于肺表面的，称脏胸膜（又称肺胸膜）。其余的称为壁胸膜，按其位置不同又可分为四部：肋胸膜（覆于胸壁内面）、膈胸膜（覆于膈上面）、纵隔胸膜（覆于纵隔的左右侧面）及胸膜顶（由肋胸膜和纵隔胸膜向上延伸，经胸廓上口突入颈根部的穹窿状部分）。同侧壁胸膜各部间互相移行，脏胸膜和壁胸膜在肺根处相互延续，在左、右两肺周围分别形成一个完全封闭的胸膜腔（图52）。在安静呼吸时，脏胸膜与壁胸膜的大部分紧密接触，所以，胸膜腔是有名无实的潜在性腔隙。正常情况下，胸膜腔内呈负压，仅有少量起润滑作用的浆液（胸膜液），肺组织并不在胸膜腔内，它位于胸膜腔外。在壁胸膜各部移行处（转折处）的某些部位，即使在深吸气、肺扩张时，肺缘仍不能伸入其内而与壁胸膜接触，故此处始终保留一定的由壁胸膜围成的间隙，称胸膜隐窝或胸膜窦，属于胸膜腔的一部分。

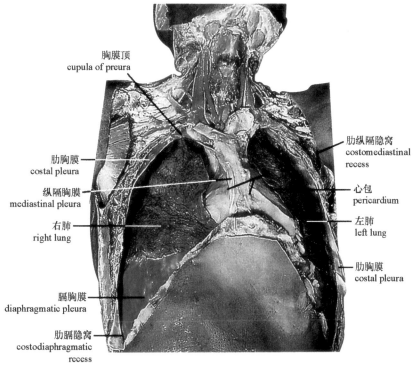

图 52 胸膜腔

取离体肺标本观察。肺的表面很光滑，这是由于覆有一层浆膜（称脏胸膜）之故。脏胸膜不仅紧贴于肺实质的表面,还深入肺裂(斜裂、水平裂)内。观察肺门,此处无胸膜覆盖,故不光滑。在肺门下方,可见一狭长的胸膜皱襞(由双层胸膜构成)的断面,它是肺韧带,连于纵隔外侧面与肺内侧面之间,是肺手术的标志性结构。

在整尸上观察。将胸前壁翻开,可看到一薄层膜松松地盖于肺的表面,此膜即为壁胸膜,用镊子夹起壁胸膜切口缘轻轻提起,可以见到紧贴于肺表面的光滑的脏胸膜,它与壁胸膜间的间隙就是胸膜腔。被切开的壁胸膜是从胸前壁内面剥离下来的,称肋胸膜。通过肋胸膜的切口,不仅可看到脏胸膜、胸膜腔,还可见到膈胸膜及纵隔胸膜。用手从肋胸膜切口伸进去(此时手在胸膜腔内,还是胸膜腔外),将肺的前缘推向外侧,则可看到脏胸膜与纵隔胸膜在肺根处直接延续的情况凸在肺根下方,可见呈冠状位的肺韧带,连于肺与纵隔侧面之间。看清肋胸膜与纵隔胸膜在前方交界线(反折线),以及肋胸膜与膈胸膜的交界线。观察肺的下缘。肺的下缘并非达到肋胸膜及膈胸膜的交界线,它们间所存在的间隙,称肋膈隐窝(肋膈窝)。用手探查一下肋膈隐窝的范围,它是最大的胸膜隐窝,是胸膜腔位置最低的部位。此外,在左肺心切迹处,左侧肋胸膜与纵隔胸膜反折处也有一个胸膜隐窝,称肋纵隔隐窝。肋膈隐窝、肋纵隔隐窝统称胸膜隐窝,都是胸膜腔的一部分。

第三节 纵 隔

纵隔位于胸腔内,两肺之间,是左、右纵隔胸膜间的全部器官、结构与结缔组织的总称。前界胸骨,后界脊柱胸段,两侧为纵隔胸膜,向上达胸廓上口,向下至膈。总体看,纵隔大致上呈矢状位而下部略偏左。

为了学习和描述的方便,纵隔常被人为地划分为几个部分。通常以胸骨角平面(平胸骨角与第四、五胸椎之间椎间盘的假想平面)将其分为上纵隔和下纵隔。下纵隔再以心包为界分为前、中、后三部,即胸骨与心包前面之间的前纵隔,心包后面与脊柱胸段之间的后纵隔,以及心包、心脏及其相连大血管根部所占据的为中纵隔。我们已经学过的气管位于上纵隔内,左右主支气管位于后纵隔内。

【课堂互动与提问】

(1)鼻旁窦有哪几对?它们分别开口于何处?其中上颌窦有何特点?

(2)喉腔可分为几部,最狭窄处是哪里?

(3)气管内异物为什么易坠入右主支气管内?

(4)肺的位置、形态、分叶、下界体表投影分别是哪里?

(5)壁胸膜的各部名称是什么?什么是胸膜隐窝?胸膜腔位置最低处是哪里?

(徐 菁)

第六章 泌尿系统

【实验目的与要求】

（1）掌握泌尿系统的组成和功能。

（2）掌握肾的位置、形态、大体结构、冠状切面上的结构（肾窦、肾盏、肾盂），了解肾的被膜及肾段。

（3）掌握输尿管的形态、位置、分部及狭窄部位和在盆部的主要毗邻。

（4）掌握膀胱的位置、形态、分部，膀胱三角的位置及其特点。

（5）掌握女性尿道的形态特点和开口部位，以及与子宫动脉的位置关系。

（6）熟悉肾、输尿管、膀胱和尿道的毗邻和主要血管供应。

（7）了解泌尿系统的功能，肾段概念，输尿管狭窄的临床意义。

【实验难点】

肾的构造，输尿管的行程和狭窄，膀胱的形态，膀胱三角的特点。

【实验材料】

1. 标本

（1）腹后壁（保留肾、输尿管）。

（2）离体男女泌尿系统。

（3）离体肾、肾冠状切面标本。

（4）男女性盆腔正中矢状切。

（5）腰部横切（示肾的三层被膜）。

（6）男、女性盆腔标本。

2. 模型

（1）男女性盆腔正中矢状切。

（2）离体男女泌尿系统。

（3）离体肾、肾的结构、肾的血管与肾段。

【注意事项】

（1）观察泌尿系统标本时，需要将标本按解剖学姿势位置放好。

（2）应用离体肾并结合肾的冠状切面标本，观察其形态和构造。

（3）肾的位置要在整体腹后壁标本和模型上观察，肾外周包被的结构便是肾被膜，请仔细辨认和深刻体会三层被膜。

（4）在整体腹后壁标本和模型上观察输尿管的位置，结合你的观察认真思考输尿管3个生理性狭窄形成的原因。

（5）在切开膀胱壁的标本上仔细观察膀胱三角的形态特点。

（6）要注意男、女性尿道结构功能的不同。

（7）学习各器官的形态结构时，要注意理解它们的功能，肾产生尿液，经输尿管流至膀胱储存，再经尿道排出体外。

【实验观察】

泌尿系统由肾、输尿管、膀胱、尿道组成。其主要功能是排除机体新陈代谢过程中产生的废物和多余的水，保持机体内环境的平衡和稳定。在男性，尿道除排尿外，还能排泄精液，故在男性生殖器中学习。

一、肾

在腹后壁标本上观察肾（kidney）的位置与毗邻。肾是实质性器官，位于腹后壁，脊柱的两侧，左右各一。因肝脏的影响，右肾比左肾略低。左肾上端平第十一胸椎椎体下缘，下端平第二、三腰椎椎间盘之间。右肾上端平第十二胸椎椎体上缘，下端平第三腰椎。第十二肋斜跨过左肾后面中部、右肾后面上部。在腹后壁标本上最好能亲手触摸到和肾门相对的第一腰椎体及后面的第十二肋，印象会更深刻。肾后面上部紧贴膈肌，与肋膈隐窝相邻，用手由胸膜腔伸入肋膈隐窝的后部，向前探查看能否摸到肾的后面，避免临床做肾的手术时损伤膈，穿透胸膜腔，引起气胸。在竖脊肌外侧缘与第十二肋之间的夹角称为肾区（脊肋角）。在有些肾脏疾病的患者，叩击或触压此区可引起疼痛。

取离体的整肾标本观察肾的形态。肾形似蚕豆。肾可分上、下两端，前、后两面和内、外侧两缘。肾的上端宽而薄，下端窄而厚。前面较凸，朝向前外侧；后面较平，紧贴腹后壁。外侧缘凸隆，内侧缘中部凹陷，是出入肾的结构的必经之处，称肾门。这些出入肾门的结构为结缔组织所包裹称肾蒂。其中有一条在肾门附近较大，出肾门后，向下弯行，逐渐变细移行为输尿管。较大的部分为肾盂。肾蒂内结构的排列关系：由前向后依次为肾静脉、肾动脉、肾盂；由上向下依次为肾动脉、肾静脉、肾盂。在肾的离体标本上及肾模型上一般不难分清肾的内、外侧缘，前、后两面，上、下两端，从而分清是左肾还是右肾。

在显示肾窦的标本上观察。从肾门处观察，可见肾门向肾内续为一个较大的空腔，称肾窦。肾窦被肾血管、肾小盏、肾大盏、肾盂和脂肪等所充填。肾窦，在窦内分支，或在窦内的各分支逐渐汇合经肾门出肾。各结构之间充以脂肪组织，因此肾窦并非一个真正的空腔。

取肾剖面（冠状切面）（图53）标本或模型上观察肾的结构，肉眼可见肾实质分为皮质和髓质2个部分。皮质位于浅层，富含血管。肾髓质位于深部，由15～20个色深呈锥体形的肾锥体构成。一个完整的肾锥体呈圆锥形（通过观察肾锥体切面，应当建立一个立体概念）。锥体的基底朝向肾表面，尖端圆钝，朝向肾窦，称肾乳头，常由2～3个肾椎体尖端合成一个肾乳头。部分肾皮质伸入肾锥体之间称肾柱。观察肾窦内的结构：输尿管的上端（近肾门处）膨大，称肾盂，它是一个漏斗状的管道，一部分位于肾门以外，一部分位于肾窦内。观察肾窦内容物，肾乳头被漏斗状的膜性小管包绕承接，为肾小盏。2～3个肾小盏合成一个肾大盏，2～3个肾大盏合成扁漏斗状的肾盂，肾盂渐渐变窄变细出肾门。肾窦内还有肾动脉的分支、肾静脉的属支、脂肪组织等。肾实质产生的尿液，经肾乳头（肾乳头尖端上有许多小孔称乳头孔，标本上不易看清）流入肾小盏，再经肾大盏、肾盂流入输尿管。

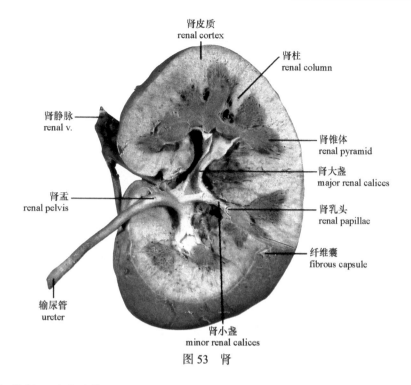

肾皮质
renal cortex

肾柱
renal column

肾静脉
renal v.

肾锥体
renal pyramid

肾大盏
major renal calices

肾盂
renal pelvis

肾乳头
renal papillae

纤维囊
fibrous capsule

输尿管
ureter

肾小盏
minor renal calices

图 53　肾

取腰部横断面（约平第一腰椎）标本观察肾筋膜。先观察肾的外表面，可见有一层结缔组织膜紧贴肾实质的外面，此膜虽很薄，却很坚韧，易于剥离，为肾纤维囊。再观察肾纤维囊的断面。在纤维囊的周围有一层脂肪组织，称肾脂肪囊。脂肪囊不仅包在纤维囊的周围，而且还经肾门与肾窦内的脂肪组织相续。在肾脂肪囊的周围又有一层结缔组织膜，称肾筋膜。肾筋膜分前、后两层，包绕肾和肾上腺。向上向外侧两层互相融合，向下两层互相分离，其间有输尿管通过。肾筋膜向内侧，前层经肾蒂前面至腹部大血管前面，与对侧肾筋膜前层相连续，后层与腰大肌筋膜相融合。肾筋膜、肾脂肪囊、肾纤维囊及肾蒂等都对肾的正常位置起维持和固定作用。一旦不健全，肾可向下移位形成肾下垂或游走肾。

肾动脉在肾门处发出 2 支一级分支，由一级分支发出的 5 个二级分支，在肾内呈一定的节段性分布，称肾段动脉。一个肾段动脉分布到一定区域的肾实质，称肾段。肾段可分为上段、上前段、下前段、下段和后段，各段动脉分支之间无吻合。肾内静脉分布无一定的节段性，互相间有丰富的吻合支。

二、输　尿　管

在腹后壁标本上观察输尿管（ureter）。输尿管是一对细长的肌性管道，左、右各一，位于腹膜后间隙。输尿管的上端连于肾盂的末端，终于膀胱。有较厚的平滑肌层，可做节律性的蠕动，使尿液不断流入膀胱。在腹后壁腹膜的深面，沿腰大肌前面下降，在小骨盆上口（入口）处，左输尿管越过左髂总动脉末端的前方，右输尿管越过右髂外动脉起始部的前方入盆，沿盆壁弯曲向前到膀胱底，女性输尿管由后向前，经子宫颈两侧达膀胱底。在距宫颈外侧约 2cm 处，有子宫动脉由外向内从其前上方越过与之交叉。临床上称此交叉关系为"桥下有水"。

根据以上行径，输尿管可分为三级：①腹段：位于起始部与越过髂血管处之间；②盆段：位于髂血管处与穿入膀胱壁之间；③壁内段：为位于膀胱壁内的一段。

输尿管全程中有三个狭窄部：①位于输尿管起始部（输尿管与肾盂相连处）；②在越过小骨盆入口与髂血管交叉处；③在膀胱壁处（壁内段）。这三个狭窄常是结石滞留的部位（图54）。

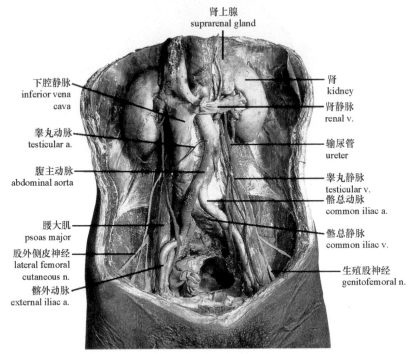

图 54　肾与输尿管

三、膀　　胱

膀胱（urinary bladder）位于盆腔内，是储存尿液的肌性囊状器官，其位置、大小、形状均随尿液充满的程度而异。在正中矢状切开的盆腔标本和模型上观察。位于耻骨联合后方的囊性器官称为膀胱。膀胱空虚时略呈三棱锥体形，分尖、体、底和颈四部。顶端尖细，朝向前上方，称膀胱尖。底部呈三角形，朝向后下方，称膀胱底。在男性，膀胱底的后方是直肠；在女性，膀胱底的后方是子宫和阴道。尖和底之间的大部分称膀胱体。膀胱的下部，有尿道内口（男性，与前列腺相接触），这一变细的部分，称膀胱颈。膀胱各部之间没有明显的界线。男性离体标本，膀胱颈下方带有部分或全部前列腺，不要把它误认为膀胱颈。

在离体膀胱标本上辨认膀胱尖、膀胱底、膀胱体和膀胱颈。取切开膀胱壁的离体膀胱标本，观察膀胱的内面结构（黏膜面）。膀胱在空虚时，其黏膜聚集形成很多皱襞，充盈时，黏膜皱襞消失。观察膀胱三角，一定要先找准两侧输尿管口和尿道内口，三者连线范围内即是。无论膀胱充盈或空虚时，此区黏膜都不形成皱襞，即始终保持平滑。膀胱三角是肿瘤、结核和炎症的好发部位，膀胱镜检查时应特别注意。两侧输尿管口之间的黏膜常形成一横行皱襞，称输尿管间襞，膀胱镜下所见为一苍白带，是临床寻找输尿管口的标志。

空虚时膀胱是腹膜外位器官，它与腹前壁的腹膜返折线平齐耻骨联合上缘，不宜经耻骨联合上缘穿刺。膀胱充盈时是腹膜间位器官，其腹膜返折线高出耻骨联合上缘，可经耻骨联合上缘对膀胱进行穿刺或手术，不会伤及腹膜。幼儿的膀胱位置比成年人高，几乎完全位于腹腔内，随着年龄的增长，膀胱逐渐下降到盆腔内。老年人因盆底肌的托载能力减弱所以位置较低。

四、女性尿道

在正中矢状切开的女性盆腔标本和模型上观察。女性尿道（female urethra）起自膀胱的尿道内口，行向前下方，开口于阴道前庭（阴道前庭将在女性生殖器中介绍）。尿道穿过尿生殖膈时，周围有尿道阴道括约肌（骨骼肌）包绕。女性尿道的特点是短（全长约5cm），宽，且较直，易发生逆行性尿路感染。

【课堂互动与提问】

（1）肾位于何处？与椎体和第十二肋的关系如何？患有肾病时，在何处可有压痛？

（2）尿液从肾乳头排出体外要经过哪些结构？肾盂结石易在何处停留？

（3）输尿管可分为哪几段？输尿管结石常滞留在其狭窄部，它们位于何处？

（4）何谓膀胱三角？为什么大多数膀胱疾病发生在膀胱三角？

（5）膀胱穿刺时，膀胱应处于什么状态？为什么？

（王爱平）

第七章 男性生殖系统

【实验目的与要求】

（1）掌握男性生殖系统的组成与功能，了解各器官的一般功能。

（2）掌握睾丸和附睾的形态、位置和了解睾丸下降的简况。

（3）掌握输精管的行程、分部和形态特征，了解射精管的合成、行径及开口。

（4）掌握前列腺的形态、位置及主要毗邻，了解前列腺的分叶。

（5）了解精囊、阴囊的形态构造和功能。

（6）掌握精索的组成、位置。

（7）掌握阴茎的分部和构成，了解海绵体的构造及阴茎皮肤的特点。

（8）掌握男性尿道的分部及各部的结构特点，3个狭窄、2个弯曲的临床意义。

【实验难点】

（1）睾丸的构造、鞘膜及鞘膜腔。

（2）精索的组成与位置，阴茎包皮的概念，精索和输精管精索部的区分。

（3）射精管及其开口。

（4）尿道球腺的位置及导管开口部位。

【实验材料】

1. 标本

（1）游离男性生殖器。

（2）阴茎（瓶装）。

（3）男性盆腔正中矢状切面。

（4）腹后壁（童尸）。

2. 模型

（1）男性骨盆矢状切。

（2）游离男生殖器。

【注意事项】

（1）观察男性生殖器标本时，需要将标本按解剖学姿势位置放好。

（2）观察生殖器标本时，要严肃认真。

（3）实习时，同学们在老师的指导下，充分发挥自己的主动性和创造性，认真地学习。

（4）要多观察实物标本。同时将标本、模型、图谱三者相结合，对分离的标本器官、先要摆好位置，再进一步观察学习。

（5）利用男性盆腔矢状切面标本和模型仔细观察男性尿道的行程、3个狭窄、2个开口和2个弯曲。请思考如何将一个探针从尿道外口插进膀胱，而不损伤尿道。

（6）利用男性盆腔矢状切面标本和模型仔细观察前列腺的位置及其周围的结构。现在，你作为临床医生，如何对前列腺进行指诊？

【实验观察】

男性生殖系统包括内生殖器和外生殖器。内生殖器由生殖腺（睾丸）、输送管道（附睾、输精管、射精管、尿道）和附属腺体（精囊腺、前列腺、尿道球腺）组成；外生殖器包括阴囊和阴茎。

　　在男性泌尿生殖系统及男性盆腔正中矢状切面的标本、模型上进行观察（图55）。在阴囊内每侧有一卵圆形的睾丸，紧贴其后上端的是附睾，附睾尾向上弯曲移行为输精管，经腹股沟管进入盆腔，其末端膨大为输精管壶腹，在其外侧有一表面凹凸不平的精囊，输精管的末端与精囊的排泄管汇合共同开口于尿道的前列腺部。在膀胱颈的下方，有一栗子状的腺体即前列腺，其后面紧邻直肠，临床上可通过直肠镜检，触及前列腺。尿道球腺呈豌豆样大小，左右各一，位于尿生殖膈内，其排泄管开口于尿道球部。阴茎和阴囊是男性的外生殖器。

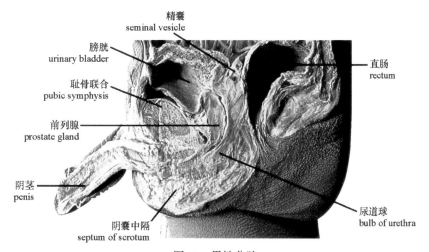

图55　男性盆腔

一、睾　　丸

　　睾丸（testis）位于阴囊内，左右各一。在男性盆腔正中矢状切标本或离体的睾丸标本或模型上进行观察。可见睾丸为微扁的卵圆形，表面光滑，可分前后两缘、上下两端、内外侧两面。前缘游离，后缘有血管、神经和淋巴管出入，并与附睾和输精管的睾丸部相接触，上端被附睾头覆盖，下端游离。观察离体睾丸剖面标本，纵剖面可见睾丸表层较厚的为睾丸白膜。白膜在睾丸后缘增厚凸入睾丸内形成睾丸纵隔，并伸入睾丸实质内形成睾丸小隔。睾丸小隔分隔睾丸实质成许多睾丸小叶，每个睾丸小叶内含有2～4条生精小管。用细的尖镊子提起一段精曲小管，可见它为很细的弯曲的结构。精子由精曲小管的上皮产生。此外，在睾丸小叶中，精曲小管之间还有间质细胞（肉眼无法看见，详见组织学），分泌雄性激素。在近睾丸纵隔处，精曲小管汇合成直细精管。直细精管进入睾丸纵隔互相吻合形成睾丸网。睾丸网发出12～15条睾丸输出小管，经睾丸后缘上部进入附睾。

二、附　　睾

　　观察模型和离体睾丸标本。附睾（epididymis）贴附于睾丸的上端和后缘。上端膨大为附睾头，由睾丸输出小管盘曲而成；下端狭细为附睾尾；头尾之间是附睾体。附睾尾向上弯曲移行为输精管。

三、输 精 管

在离体睾丸标本上，找到输精管（deferent duct），它连于附睾尾的下端。用拇指和示指（不要用指甲）捏一下输精管，如同火柴杆，很硬。这是由于输精管的肌层特别厚之缘故，可利用此特点来鉴别输精管及与它伴行的其他结构。

在男性盆腔标本上观察，可见睾丸和附睾的上方，连有一条如小指粗的圆索状结构，即精索。它从睾丸上端向上，经腹股沟皮下环进入腹股沟管，直到腹股沟管腹环为止。提起精索，用拇指和示指轻轻一捏，可感觉其内有一条细圆索状结构，有坚实感，为输精管。在活体上，由于输精管周围的软组织很软，更易摸清分辨输精管。当切开精索表面的被膜后，找出输精管，它位于精索的后内侧。并发现精索由输精管、睾丸动脉、蔓状静脉丛、淋巴管、神经及外包三层被膜（精索内筋膜、提睾肌和精索外筋膜）构成。

在人体半身解剖模型和男性盆腔标本及模型上观察。输精管经腹股沟管腹环出腹股沟管，弯向内下，越过髂外动、静脉，沿盆侧壁行向后下，跨过输尿管末端的前内方至膀胱底的后面，在此两侧输精管逐渐接近，并膨大成输精管壶腹。输精管壶腹的下端变细，与精囊腺的排泄管汇合成射精管，开口于尿道的前列腺部。输精管全程可分为四部：①睾丸部：自附睾尾端、沿睾丸后缘上行至睾丸上端。②精索部：介于睾丸上端和腹股沟管皮下环之间，此部的位置最浅，易于触知，故输精管结扎术多在精索部进行。③腹股沟部：位于腹股沟管内，此部仍在精索内。腹股沟管就是精索斜行穿过腹壁肌的通道，其外口称皮下环（已学过），内口称腹环（深环）。从盆壁内面观察，在腹股沟韧带中点上方约 2cm 处，可见有一口，并由输精管通过，此口即腹环。行腹股沟疝修补术时，注意勿伤及此结构。④盆部：为输精管最长的一段，行于腹盆腔的部分。

四、精囊腺、前列腺和射精管

取男性泌尿生殖器模型和离体男性泌尿生殖器标本观察。位于膀胱底的后面，于输精管壶腹的外侧可见一个表面凹凸不平的长椭圆形结构，为精囊腺（seminal vesicle）。于膀胱颈的下方，可见一形似栗子，为前列腺（prostate）。前列腺上端宽大为前列腺底，与膀胱颈邻接；下端尖细，为前列腺尖，位于尿生殖膈上；底与尖之间的部分为前列腺体，体的后面中间有一纵行浅沟，称前列腺沟，活体直肠指诊可触及此沟，当患者前列腺肥大时，此沟变浅或消失。同时增生的腺组织可压迫尿道，引起排尿困难。

在正中矢状切的男性盆腔标本和模型上，找到前列腺和尿生殖膈的断面，可见尿道穿过前列腺和尿生殖膈，并继续穿过阴茎，最后开口于阴茎的末端。输精管壶腹的下端与精囊腺的排泄管，在前列腺底处汇合形成射精管（ejaculatory duct），左右射精管分别斜穿前列腺实质，开口于前列腺内的尿道。

五、阴茎和阴囊

在原位整体标本或模型上观察阴茎（penis）的形态和位置，并配合离体阴茎标本、尿生殖器模型观察。阴茎的后端称阴茎根，附于耻骨下支和坐骨支上，被阴囊（scrotum）和会阴部的皮肤遮盖。中部呈圆索状的为阴茎体，悬于耻骨联合的前下方。阴茎的前端膨大称阴茎头，其顶端有呈矢状位的开口，是尿道外口。头与体交界的狭细处称为阴茎颈。

阴茎的皮肤薄而柔软，移动性很大，富于扩展性。移皮肤至阴茎颈游离向前，形成包绕阴茎头的双层环形皱襞，称阴茎包皮。包皮内层和阴茎头之间的窄隙称包皮腔，腔内常有包皮垢。包皮与阴茎头腹侧中线处连有一皮肤皱襞，称包皮系带。做包皮环切术时勿损伤该系带，以免影响阴茎的勃起。

参阅教材，观察离体的泌尿生殖器标本和模型。阴茎由三个海绵体构成。背侧的一对是阴茎海绵体。它们的后部彼此分开，称阴茎脚，分别附于两侧的耻骨下支和坐骨支。除阴茎脚外，双侧阴茎海绵体紧密相连。位于双阴茎海绵体下方（腹侧）是一个尿道海绵体，尿道穿经其全长。其前端膨大形成阴茎头；后端膨大，称尿道球，位于双侧阴茎脚之间，附于尿生殖膈的下面。在模型上，尿道球上方有一对小腺体（黄色）为尿道球腺，位于尿生殖膈内，其细长的排泄管开口于尿道球内的尿道。取阴茎横断面标本观察，分清位于背侧的一对阴茎海绵体和腹侧单个的尿道海绵体，尿道海绵体断面内有尿道穿过。三个海绵体的结构很疏软，呈海绵状。每个海绵体的外面被覆一层坚韧而富有伸展性的纤维膜，分别称阴茎海绵体白膜和尿道海绵体白膜。三个海绵体外面共同包被有浅、深阴茎筋膜和皮肤。浅筋膜疏松、无脂肪组织；深筋膜在阴茎前端变薄并消失，在阴茎根处形成富含弹性纤维的阴茎悬韧带，将阴茎固定于耻骨联合前面。

在男性会阴部标本上观察。阴囊是位于阴茎后下方的皮肤囊袋，由皮肤和肉膜组成。在其正中线上有一条纵行的线，称阴囊缝。在切开的阴囊标本上观察，可见阴囊壁仅有两层，即皮肤及深面的浅筋膜。阴囊的浅筋膜内含有平滑肌纤维，称肉膜。肉膜可随外界温度变化而舒缩，调节睾丸的温度以利于精子的发育和生存。肉膜在正中线向深部发出阴囊中隔，将阴囊分为左、右两腔，分别容纳两侧的睾丸、附睾和精索等。打开阴囊，在阴囊深面包被睾丸和精索的被膜，由外向内依次为精索外筋膜、提睾肌、精索内筋膜。观察睾丸和附睾，在此标本上，包在睾丸、附睾外面一层较坚韧的膜已剪开，翻开此膜，可见它的内面，睾丸、附睾的表面都很光滑，是因为覆有浆膜之故，此浆膜称睾丸鞘膜，来自腹膜，分为壁层和脏层。附于睾丸和附睾表面的是睾丸鞘膜的脏层；紧贴精索内筋膜内面为睾丸鞘膜的壁层。脏层和壁层在睾丸后缘互相移行，两层之间的腔隙称鞘膜腔。其如同胸膜腔、腹膜腔一样，是浆膜腔。其内只有少量浆液。睾丸、附睾都在鞘膜腔外。

六、男性尿道

在男性盆腔正中矢状面标本和模型上观察。男性尿道（male urethra）全长 16～22cm，起自膀胱的尿道内口，向下穿经前列腺、尿生殖膈和阴茎，终于尿道外口。按其位置可分为三部：前列腺部、膜部和海绵体部。临床上将前列腺部和膜部称后尿道，海绵体部称前尿道。前列腺部为尿道贯穿前列腺的部分，管腔最宽。取男性泌尿生殖器模型，将其前列腺的前半及膀胱的前下半取下来，观察尿道前列腺部的后壁，可见有一纵行的隆起，称尿道嵴，嵴中部隆起的部分称精阜，其上有双侧射精管的开口，精阜两侧有细小的前列腺排泄管的开口。膜部是尿道穿过尿生殖膈的部分，周围有尿道膜部括约肌环绕（此括约肌是位于尿生殖膈内的骨骼肌，标本没有专门显示，不必深究），有控制排尿作用。膜部管腔狭窄，是三部中最短的一段。膜部位置相对比较固定，当骨盆骨折时，易损伤此部。海绵体部为尿道穿过尿道海绵体的部分，此部最长。其开始部，即尿道球内的尿道最宽，称尿道球部，有尿道球腺开口于此。在阴茎头内的尿道扩大称尿道舟状窝。

男性尿道行程中粗细不一，有三个狭窄、三个扩大和两个弯曲。三个狭窄分别在尿道内口、膜部和尿道外口。三个扩大在前列腺部、尿道球部和尿道舟状窝。两个弯曲：一个位于耻骨联合的下方，形成凹向上的弯曲，称耻骨下弯，由前列腺部、膜部和海绵体部开始段形成，此弯曲较恒定；另一个弯曲位于耻骨联合的前下方，凹面向下，在阴茎根与体之间，称耻骨前弯，此弯曲属尿道的可动部，将阴茎向上提起，此弯曲变直。所以，临床上向男性尿道内插入器械或导管时，应将阴茎提起。

【课堂互动与提问】

（1）简述精子的产生过程是什么、由什么组成及排出途径是什么？

（2）什么是精索？其中包括哪些结构？

（3）前列腺的形态、位置和主要毗邻及前列腺肥大可引起何症状？

（4）为男性患者插导尿管，依次经由尿道的哪些部位、狭窄和弯曲？

（王爱平）

第八章 女性生殖系统 会阴

【实验目的与要求】

（1）掌握女性生殖器的分部及各部所包括的器官，了解各器官的功能。

（2）掌握卵巢的形态、位置及固定装置。

（3）掌握输卵管的位置、分部及其形态结构特点，以及临床或生理意义。

（4）掌握子宫的形态、位置和固定装置。

（5）掌握阴道的形态和位置。

（6）了解外生殖器的位置和形态。

（7）了解乳房的位置、形态、构造及其临床意义。

（8）了解（妇幼专业掌握）会阴的界限和分区，狭义会阴的概念。

（9）了解盆膈、尿生殖膈、坐骨肛门窝的概念。

【实验难点】

（1）卵巢和子宫的正常姿势韧带、子宫的固定装置。

（2）子宫峡、前庭大腺。

（3）盆膈和尿生殖膈。

【实验材料】

1. 标本

（1）女性生殖器原位。

（2）女性盆腔正中矢状切。

（3）游离子宫。

（4）乳房。

（5）游离女性生殖器。

2. 模型

（1）女盆矢状切。

（2）乳房。

（3）子宫打开放大。

（4）阴道放大。

（5）盆底肌及其子宫。

【注意事项】

（1）观察时应将各器官放置原位。

（2）观察生殖器标本时，要严肃认真。

（3）在盆腔整体的标本和模型上仔细观察卵巢的位置。

（4）在盆腔整体的标本和模型上仔细观察输卵管的位置和与子宫的关系。现在请回答，在手术过程中如何应用你的手指在患者盆腔内寻找输卵管？

（5）结合不同的标本观察相应的结构，未经许可不能随意切开标本显露深面结构。

（6）认真观察，注意爱护标本。

【实验观察】

女性生殖系统包括内生殖器和外生殖器。内生殖器由生殖腺（卵巢）、输送管道（输卵管、子宫、阴道）和附属腺（前庭大腺）组成。外生殖器即女阴。

乳房虽不属生殖器，但因功能与生殖活动关系密切，故习惯上与女性生殖器一并叙述。

一、内生殖器

在女性整盆标本上观察（图56）。子宫位于小骨盆的中央，在膀胱和直肠之间。直立时，子宫体伏于膀胱上面，当膀胱空虚时，子宫呈前倾前屈位。子宫两侧的大片膜性结构，称子宫阔韧带，此韧带为双层的腹膜皱襞，略呈冠状位。从子宫前上缘的外侧端，沿子宫阔韧带游离缘内，向后上外侧延伸的细长而弯曲的结构为输卵管凸，在输卵管的外侧份的后内侧有卵圆形结构，称之为卵巢。

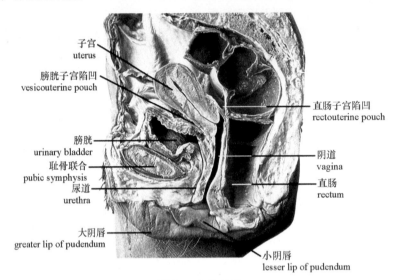

子宫 uterus
膀胱子宫陷凹 vesicouterine pouch
直肠子宫陷凹 rectouterine pouch
膀胱 urinary bladder
耻骨联合 pubic symphysis
尿道 urethra
阴道 vagina
直肠 rectum
大阴唇 greater lip of pudendum
小阴唇 lesser lip of pudendum

图 56 女性盆腔

（一）卵巢

卵巢（ovary）是产生卵子和分泌雌性激素的器官，左右各一。

利用离体的女性内生殖器和女性盆腔正中矢状切面标本或模型观察卵巢的形态、位置和固定装置。首先在盆腔侧壁髂内、外动脉起始部的夹角内辨认卵巢窝，卵巢呈扁卵圆形，如本人拇指末节大小，表面凹凸不平，略呈灰红色，可分上下两端、前后两缘、内外两侧面。卵巢上端与输卵管末端相接触，称输卵管端，借卵巢悬韧带连于盆壁，此韧带内含有卵巢血管、神经丛、淋巴管、结缔组织和平滑肌纤维（标本上未显示，不必观察），是寻找卵巢血管的标志；卵巢下端靠近子宫，称子宫端，借卵巢固有韧带（又称卵巢子宫索）连于子宫底的两侧，由结缔组织和平滑肌纤维构成。卵巢的前缘借一片膜状结构连于阔韧带，此片结构称卵巢系膜缘，其中部有血管、神经出入，称卵巢门；后缘游离，称独立缘。卵巢的内侧面朝向盆腔，外侧面紧贴靠盆侧壁的卵巢窝。

（二）输卵管

在正中矢状切开的女性盆腔和离体的女性内生殖器标本或模型观察输卵管（uterine tube）位置、分部及各部的形态结构特点。首先在子宫阔韧带的上缘、子宫与卵巢之间找到一管状器官——输卵管，输卵管是细长弯曲的肌性管道，左右各一，位于子宫外侧与盆壁之间，包裹在子宫阔韧带的游离缘内，全长由内侧向外侧可分为四部：①子宫部：为位于子宫壁内的一段，其内侧端为输卵管子宫口，开口于子宫腔，管道最短，管径最细；②输卵管峡：此部短而直，壁厚腔窄，水平向外移行为输卵管壶腹，输卵管结扎术常在此部进行，但需注意别把子宫圆韧带当做输卵管误扎；③输卵管壶腹：粗而长，壁薄腔大，血供丰富，约占输卵管全长的 2/3，向外移行为漏斗部，卵子通常在此受精；④输卵管漏斗：是输卵管末端膨大部分，向后下弯曲覆盖卵巢的后缘和内侧面。漏斗的末端有输卵管腹腔口，开口于腹膜腔。口的周围有许多长短不一的细条状突起，称输卵管伞，遮盖于卵巢表面，其中最长的一条连于卵巢称卵巢伞。输卵管伞是手术时识别输卵管最可靠的标志。

（三）子宫

在游离的完整子宫、女性盆腔正中矢状切面标本或模型观察子宫（uterus）的形态和位置。首先在盆腔中央、膀胱与直肠之间找到一肌性管状器官——子宫。

子宫是壁厚腔小的肌性器官，呈前后略扁、倒置的梨形，分为底、体、颈三部分，其内腔为子宫腔和子宫颈管。子宫与输卵管相连处称子宫角，双侧子宫角之间的连线以上部分是子宫底，它略向前上隆起；子宫下端狭窄的部分为子宫颈；子宫底与子宫颈之间的部分为子宫体。子宫颈下段突入阴道内的部分称子宫颈阴道部。子宫颈上段位于阴道以上的部分称子宫颈阴道上部。子宫颈上端与子宫体相接的部分稍狭细，称子宫峡，在妊娠期子宫峡可伸展变长，形成子宫下段，妊娠末期此部可继续延长，峡壁逐渐变薄，产科常在此处进行剖宫产术。子宫的内腔在子宫、阴道冠状切开标本上观察。子宫内腔分为上下两部。上部在子宫体内呈前后扁的三角形的裂隙，称子宫腔。另外，子宫的前壁与后壁比较靠近，所以，在正中矢状切开的子宫剖面上，子宫腔呈一窄隙。下部在子宫颈内，称子宫颈管，为梭形，其上口向上通子宫腔，下口为子宫口通阴道。未产妇的子宫口为圆形，边缘光滑整齐；分娩后，子宫口变为横裂状，其前后缘分别称前唇、后唇，后唇较长，位置也较高。

在女性盆腔整体标本上观察。子宫位于盆腔的中央，在膀胱与直肠之间。下端接阴道，两侧有输卵管和卵巢及子宫阔韧带等。成人子宫的正常姿势是轻度的前倾前屈位。子宫的长轴（从子宫底中部至子宫口）并非垂直，其上端向前，此现象称子宫前倾（即整个子宫向前倾斜）。子宫体与子宫颈也不是直的，而是形成凹缘向前下的弯曲，此为子宫前屈。人体直立时，子宫伏于膀胱上，几乎成水平位。

在子宫冠状位或矢状切面标本或模型上观察子宫壁的结构。子宫壁由外至内分为三层：外层为浆膜，是腹膜的脏层；中层为肌层，由平滑肌组成；内层为黏膜，即子宫内膜，随着月经周期而发生增生和脱落的周期变化。

子宫正常位置的维持因素很多。子宫的韧带是主要因素之一。在腹膜完整的女性盆腔标本或模型及正中矢状切开的盆腔标本上观察子宫与腹膜的关系及子宫韧带。

子宫阔韧带：为双层腹膜皱襞，在子宫两侧和盆壁之间。上缘游离，包裹输卵管；下缘和外侧缘连至盆壁移行为盆壁的腹膜。阔韧带前叶覆盖子宫圆韧带，后叶覆盖卵巢和卵巢固有韧带，前、后叶之间的疏松结缔组织内含有血管、神经和淋巴管。此韧带可分为三部分：卵巢系膜，为连于卵巢前缘与阔韧带后层之间的双层腹膜皱襞，输卵管系膜：为输卵管与卵巢系膜在阔韧带上的附着处之间的部分；子宫系膜，为阔韧带的其余部分。子宫阔韧带限制子宫向两侧移动。

1. 子宫圆韧带（broad ligament of uterus） 起于子宫体前面的上外侧，在子宫阔韧带前层的覆盖下向前外侧弯行，穿经腹股沟管，止于大阴唇皮下。此韧带呈圆索状，由平滑肌和结缔组织构成。是维持子宫前倾位的主要结构。

2. 子宫主韧带（cardinal ligament of uterus） 位于子宫阔韧带的基底部，连于子宫颈与盆侧壁之间。此韧带由平滑肌和结缔组织构成。此韧带是限制子宫向下脱垂的主要结构。

3. 骶子宫韧带（sacrouterine ligament） 从子宫颈后面的上外侧，从两侧绕过直肠连于骶椎前面的筋膜。由结缔组织和平滑肌构成。其表面覆盖的腹膜形成弧形的直肠子宫襞。此韧带牵引子宫颈向后上，与子宫圆韧带共同维持子宫的前倾前屈位。

除上述韧带外，盆底肌和阴道的托持以及周围的结缔组织等因素对子宫位置的固定也起很大作用。一旦此结构变薄弱或受损伤，可导致子宫位置异常或不同程度的子宫脱垂。此时子宫口即低于坐骨棘平面，甚者可脱出阴道外。

（四）阴道

在正中矢状切开的女性盆腔标本和模型上，并配合离体女性内生殖器标本观察，可见阴道（vagina）为前后略扁的肌性管道，连接子宫和外生殖器。阴道是由黏膜、肌层和外膜构成，富于扩展性。其上端包绕子宫颈阴道部，下端以阴道口开口于阴道前庭。子宫颈阴道部与阴道壁之间形成的环形隐窝，称阴道穹。分为前部、后部和两侧部，以后部最深，前部最浅。阴道穹后部与直肠子宫陷凹紧密相邻，两者间仅隔以阴道壁和一层腹膜。当该陷凹有积液时，可经阴道穹后部进行穿刺或切开引流，具有重要的临床意义。通常情况下，阴道的前壁和后壁贴近，阴道腔呈横的裂隙。在处女，阴道口周围有处女膜附着。处女膜可呈环形、半月形或伞状，破裂后，阴道口周围留有处女膜痕。

二、外 生 殖 器

女性外生殖器，称女阴。参阅教材上的有关插图，在女性整盆标本上观察女阴的位置、形态结构。在耻骨联合的前方，皮下脂肪较多，皮肤稍隆起，称阴阜，青春期后生有阴毛。在外生殖器外侧部分，每侧有一个纵行的皮肤隆起，称大阴唇。双侧大阴唇的前端连合形成唇前连合，后端连合形成唇后连合。每侧大阴唇的内侧都有一片纵行的皮肤皱襞，称小阴唇。观察离体女性内生殖器标本和盆底肌模型，阴蒂由两个阴蒂海绵体构成，两个阴蒂海绵体分别以阴蒂脚附于耻骨下支和坐骨支，并向前会合形成阴蒂体。阴蒂体末端游离，成阴蒂头，富含神经末梢，感觉敏锐。双侧小阴唇之间的间隙称阴道前庭。阴道前庭有4个开口：前部有一个开口较小，为尿道外口；后部为阴道口，阴道口要比尿道口大得多；在小阴唇和处女膜之间的沟内，左右各有一个前庭大腺的开口，前庭大腺的导管一旦因炎症而阻塞，可导致前庭大腺囊肿。

三、乳 房

在显示女性乳房（mamma）、乳腺的标本或模型上观察其位置、形态和结构。

乳房位于胸前部，胸大肌和胸筋膜表面，上起第2～3肋，下至第6～7肋，内侧至胸骨旁线，外侧达腋中线。胸大肌前面的深筋膜与乳腺体后面的包膜之间为乳腺后间隙，内为疏松结缔组织，无大血管，为隆胸时假体植入部位。

在乳房模型上观察。成年未哺乳女性乳房呈半球形。乳房中央为乳头，其顶端有输入孔。环绕乳头周围，皮肤颜色较深的区域称乳晕，乳晕的周缘和表面有许多小的隆起，是乳晕腺。乳房主要由乳腺、纤维组织、脂肪和皮肤构成。右乳房内下象限显示了乳腺的基本结构。模型上显示了有两条通向乳头的管道，称输乳管。输乳管在接近乳头处局部膨大，称输乳管窦。每个输乳管的属支所连的乳腺组织构成一个乳腺叶，每个乳腺叶有一条输乳管。每个乳房有15～20个乳腺叶，每个乳腺叶又可分为若干个乳腺小叶，乳腺叶及乳腺小叶之间被脂肪组织和致密结缔组织分隔。输乳管是以乳头为中心呈放射状排列的。乳房手术时应尽量采用放射状切口，以减少输乳管损伤的机会。乳腺周围的纤维束连于深面的胸筋膜或浅面的皮肤，对乳房起支持和固定作用，此纤维束称为乳房悬韧带。当乳腺癌侵入使其缩短，牵引皮肤凹陷，致使皮肤表面出现小凹，临床上称橘皮样变。

<h1 style="text-align:center">四、会　　阴</h1>

以模型、图谱学习为主。会阴（perineum）是指封闭骨盆下口的所有软组织。此区呈菱形，用女性盆腔模型上观察其境界：前为耻骨联合下缘；后为尾骨尖；两侧为耻骨下支、坐骨支、坐骨结节和骶结节韧带。通过两侧坐骨结节前缘的连线将会阴分为前方的尿生殖三角（男性有尿道穿过，女性有尿道和阴道穿过）和后方的肛门三角（有直肠穿过）。临床上，常将肛门和外生殖器之间的软组织称为会阴，即所谓狭义的会阴。妇女分娩时，要保护此区，以免造成会阴撕裂，临床上又称产科会阴。在模型上观察肛提肌，理解盆膈的组成。观察会阴深横肌和尿道括约肌，理解尿生殖膈的组成。

会阴部区域狭小，而且有众多的结构位于此处，因此，许多结构难以充分暴露。为了内容上的系统化，在此按照层次进行观察。会阴部的结构基本可分为浅层和深层。会阴浅层结构在尿生殖三角和肛门三角基本相同，均由皮肤、浅筋膜和浅层肌构成。会阴深层的主要结构为尿生殖膈和盆膈，两膈共同封闭整个骨盆下口。尿生殖膈位于尿生殖三角最深部，由尿生殖膈上、下筋膜及两层筋膜之间的横纹肌构成。男子有尿道膜部穿过，女子有尿道和阴道穿过。盆膈位于肛门三角深部，由盆膈上、下筋膜及两层筋膜间的肛提肌构成，其中央有肛管穿过。

肛门三角肌群包括肛提肌、尾骨肌和肛门外括约肌。肛提肌的作用是构成盆底，提起盆底，承托盆腔脏器，并有括约肛管和阴道的作用；尾骨肌参与构成盆底，对骶骨和尾骨有固定作用；肛门外括约肌为环绕肛门的骨骼肌，分皮下部、浅部和深部，是肛门的随意括约肌。

尿生殖三角的肌肉分浅、深两层：浅层有会阴浅横肌、球海绵体肌和坐骨海绵体肌；深层有会阴深横肌和尿道括约肌。会阴中心腱或称会阴体是狭义会阴深面的一个腱性结构，会阴肌在此附着，可协助加强盆底，在女性较大且有韧性，分娩时要保护此区，以免撕裂。会阴筋膜分为浅筋膜和深筋膜。在肛门三角，浅筋膜为富有脂肪的疏松结缔组织，充填于坐骨肛门窝，又名坐骨直肠窝，主要借助标本和模型进行观察。坐骨肛门窝为成对的楔形腔隙，位于肛管与坐骨之间，在盆膈下方，其在额状面上呈三角形。阴部内动脉、阴部内静脉和阴部神经贴于坐骨肛门窝的外侧壁，并在此分别发出肛动脉、肛静脉和肛神经，分布于肛门外括约肌及其附近结构。坐骨肛门窝是肛周脓肿和肛瘘的好发部位。在尿生殖三角，浅筋膜分两层：浅层富含脂肪，与腹下部和股部的浅筋膜延续；深层呈膜状，称会阴浅筋膜。肛门三角的深筋膜覆盖坐骨肛门窝的各壁，覆盖于肛提肌和尾骨肌上、下面的分别为盆膈上筋膜、盆膈下筋膜。盆膈上筋膜、盆膈下筋膜及其肛提肌和尾骨肌共同组成盆膈，起着托持盆腔脏器的作用。在尿生殖三角，深筋膜分为两层，分别为尿生殖膈下筋膜和尿生殖膈上筋膜。会阴浅隙由会阴浅筋膜与尿生殖膈下筋膜围成，内有尿生殖三角浅层肌，男性有阴茎根，女性有阴蒂脚、前庭球和前庭大腺等；尿生殖膈下筋膜和尿生殖膈上筋膜之间的间隙为会阴深隙，内含会阴深横肌、尿道括约肌、尿道膜部和尿道球腺等结构。

【课堂互动与提问】

（1）成年女性子宫的正常位置是什么位？维持子宫正常位置的固定装置是什么？

（2）男、女性绝育（结扎）手术常用的部位是哪里？何为宫外孕？

（3）简述卵子、受精卵排出及胎儿正常娩出的途径。

（4）何为广义的会阴？试述其界限、分部及各部通过的主要结构分别是什么？

（王爱平）

第九章　腹　　膜

【实验目的与要求】

（1）掌握腹膜、腹膜壁层和脏层及腹膜腔的概念。

（2）掌握腹膜与腹、盆腔器官的关系。

（3）掌握大网膜的位置，小网膜的位置和分部，网膜囊和网膜孔的位置，掌握直肠膀胱陷凹（男）、直肠子宫陷凹（女）的位置及意义。

（4）了解大网膜的功能，各系膜、韧带的名称和位置。

【实验难点】

（1）腹膜腔与腹腔的区别。

（2）大网膜的4层结构、肝肾隐窝。

【实验材料】

1. 标本

（1）整尸（示腹膜）。

（2）男、女性盆腔正中矢状切面。

2. 模型

（1）腹膜腔正中矢状切面。

（2）显示腹膜与脏器的关系横断面。

（3）上半身显示腹膜及腹膜形成的结构模型。

【注意事项】

（1）观察标本时切忌用锐利器械翻动腹膜及腹膜形成的结构，如小网膜、小肠系膜根等，否则腹膜极易损坏。

（2）根据位置寻找和辨认腹膜形成的结构。例如，在整体标本上轻轻地将肝向上推移，便可清楚地见到其下方的胃，再向下牵拉胃便可见到两者之间的小网膜。同样，根据它们的位置可以寻找和辨认腹膜形成的韧带、肠系膜、网膜囊和网膜孔。

（3）将标本和模型相结合，才能完整地找到需要观察的结构。

【实验观察】

腹膜是人体中最大的浆膜，是覆盖于腹腔各壁、盆壁的内面和腹盆腔脏器的表面的一层光滑的浆膜。覆盖于腹、盆腔壁内面的称壁腹膜或腹膜壁层，覆盖于腹、盆腔内诸器官表面的称脏腹膜或腹膜脏层。脏腹膜与壁腹膜互相延续，移行形成一个不规则的巨大的潜在性间隙，称腹膜腔。腔内仅有少量起润滑作用的浆液（称腹膜液）。腹盆腔内的所有器官都位于腹膜腔外。在男性，腹膜腔是完全封闭的；在女性，腹膜腔经生殖道与外界相通。腹膜从腹盆壁移行于脏器或在脏器之间，形成许多腹膜结构，包括网膜、系膜、韧带等。腹膜还在某些部位形成一些隐窝和陷凹。

在腹膜模型上先弄清概念，模型的布表示腹膜。在模型上先找到肝和胃。在肝膈面的前部，为镰状韧带及其下部的游离缘内的肝圆韧带（它是胎儿期脐静脉的遗迹，并非由腹膜形成，但外包有腹膜）。用手伸进肝与膈之间，手指可触到一片结构，为冠状韧带的前层。在肝门与胃小弯、十二指肠上部之间的双层腹膜为小网膜。连于肝门右端与十二指肠上部的部分称肝十二指肠韧带，内有胆总管、肝固有动脉和肝门静脉。连于肝门与胃小弯之间的部分，称肝胃韧带。小网膜的右缘是游离缘，其后方有网膜孔。将左手示指伸进网膜孔，向左深入，则手指可进入网膜囊，探查前方的胆总管。

大网膜连于胃大弯和十二指肠起始部与横结肠之间，形似围裙，悬覆于横结肠与空、回肠的前方，大网膜大部分由四层腹膜折叠而成。轻轻掀起大网膜，透光观察，可见上面含有丰富的血管和脂肪等。在大网膜的下缘，随年龄的增长，前两层与后两层腹膜是分别连续的，即最前一层（第一层）与最后一层（第四层）相连，第二层与第三层相连。观察横结肠，可见横结肠与腹后壁之间连有腹膜，为横结肠系膜，在模型上体会上述结构的形成情况。大网膜中含有丰富的脂肪和巨噬细胞，具有防御功能。大网膜的下垂部可移动，炎症时，大网膜可包裹病灶防止炎症蔓延。小儿的大网膜较短，一般在脐平面以下，故小儿下腹部的炎症易扩散蔓延。

覆于膈下面的腹膜移行于肝，形成冠状韧带的前层和后层。这两层分别覆于肝的表面，并在肝门处会合后向下行，形成小网膜。小网膜在胃小弯和十二指肠上部的上缘处，前后两层分开，分别覆于胃和十二指肠上部的前后面，达胃大弯和十二指肠上部的下缘处，两层又会合并向下延伸，形成大网膜的前两层。大网膜的前层下降至一定的高度（一般达脐平面稍下方），返折向上形成大网膜的后两层，返折至横结肠，包绕横结肠后连于腹后壁，形成横结肠系膜。沿大网膜的第二、第三层之间伸手，可达胃和小网膜的后方，至网膜囊。用手探查网膜囊的范围及各壁的情况。网膜囊的前壁为小网膜、胃后壁和胃结肠韧带；后壁为覆于胰、左肾、左肾上腺等器官前面的腹膜和横结肠及其系膜；上壁为肝尾状叶和膈；下壁为大网膜的第二层与第三层的愈合处。网膜囊右侧借网膜孔通腹膜腔的其余部分，左侧为胃脾韧带、脾和脾肾韧带。

取经网膜孔的腹部横断面模型进行观察。模型上腹膜呈蓝色，右侧略呈半月形的实质结构为肝。从模型上观察，网膜囊是由腹膜形成的位于小网膜和胃后方的前后扁窄的间隙，属于腹膜腔的一部分，又称小腹膜腔，它经网膜孔与腹膜腔的其余部分相连通，网膜孔的高度约在第 12 胸椎至第 2 腰椎体的前方，成人可容 1～2 指通过，手术时遇有外伤性肝破裂或肝门附近动脉出血，可将示指伸入孔内，拇指在小网膜游离缘前方加压，进行暂时止血。网膜孔是大、小腹膜腔的唯一通道。

观察腹膜腔正中矢状切面模型，将空肠、回肠固定于腹后壁之间的双层腹膜为小肠系膜。小肠系膜附于腹后壁的部分称肠系膜根，它从左斜向右下止于右骶髂关节前方。连于乙状结肠与腹后壁之间的腹膜为乙状结肠系膜。还有阑尾系膜（模型未做）（图 57）。

通过模型和教材插图上弄清了上述概念和结构后，再在标本上进行观察。在肝门和胃、十二指肠上部之间为小网膜。沿胃大弯向下垂，覆于腹腔器官前面的为大网膜。将大网膜向上翻，可见它连于横结肠。

在横结肠系膜根部下方，找到十二指肠空肠曲。观察小肠及小肠系膜，观察乙状结肠及小肠系膜根，观察乙状结肠系膜和阑尾系膜。

用右手沿胃的左侧，紧贴膈的下面向左上方探摸。首先触摸到的结构为脾，在脾和胃之间的双层腹膜结构为胃脾韧带。将右手伸到脾与膈之间，然后向内侧探查，触到左肾，并由此向前摸，在左肾与脾之间的结构为脾肾韧带。

器官表面几乎全部被腹膜包裹，具有一定的活动性，为腹膜内位器官，如胃、空肠、回肠、盲肠、阑尾、横结肠、乙状结肠等，找到这些器官并感觉它们的活动性；器官表面大部分被腹膜被覆，基本无活动性，如肝、胆囊、升结肠、降结肠、膀胱等，找到这些器官进行观察；器官表面小部分被腹膜覆盖，借结缔组织与腹壁连接紧密，无活动性，如肾、肾上腺、输尿管等。

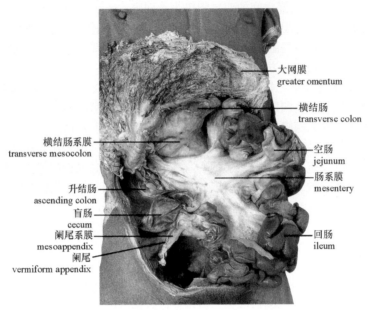

大网膜
greater omentum

横结肠
transverse colon

横结肠系膜
transverse mesocolon

空肠
jejunum

肠系膜
mesentery

升结肠
ascending colon

盲肠
cecum

阑尾系膜
mesoappendix

阑尾
vermiform appendix

回肠
ileum

图 57　肠与阑尾系膜

在整体标本上观察，位于肝右叶下面与右肾和结肠右曲之间的为肝肾隐窝。在正中矢状切开的男性盆部标本或模型上观察，找到膀胱和直肠。在膀胱和直肠之间，腹膜腔呈一陷凹，称直肠膀胱陷凹。观察正中矢状切开的女性盆部标本或模型。找到膀胱、子宫、直肠和阴道。位于膀胱和子宫之间为膀胱子宫陷凹。位于直肠与子宫之间为直肠子宫陷凹，它比膀胱子宫陷凹低，是女性腹膜腔最低处，其前壁是子宫和阴道后壁的上部。立位或坐位时，男性的直肠膀胱陷凹和女性的直肠子宫陷凹是腹膜腔最低部位，腹膜腔的积液易聚积此部位。临床上可在直肠前壁或阴道后穹穿刺引流，对疾病进行诊治。

【课堂互动与提问】

（1）在临床护理工作中，对腹膜炎患者一般都采取半卧位，根据腹膜的生理功能和特性，分析这样做的依据是什么？

（2）何是腹膜腔？腹膜内位器官是否位于腹膜腔内？为什么？直立时男、女性腹膜腔的最低点位于何处？

（3）化脓性阑尾穿孔，脓液可能流向哪些部位？

（4）胃后壁穿孔，胃内容物常积聚于何处？可流向何处？会影响哪些器官病变？

（5）腹盆腔器官手术时，哪些器官可以不经过腹膜腔？哪些器官必须经过腹膜腔？

（6）腹部肿块活动性大的是哪些器官？不活动的是哪些器官？随呼吸上下移动的是何器官？

（王爱平）

第三篇　脉管系统

第十章　心血管系统

第一节　心

【实验目的与要求】

（1）掌握脉管系统的组成，了解其功能意义。

（2）掌握心血管系统的组成、体循环和肺循环的概念。

（3）掌握心的位置、外形、各腔的形态结构、房间隔和室间隔的形态结构，了解心壁的构造。

（4）掌握心传导系统的组成、位置及功能。

（5）掌握左、右冠状动脉的起始、行径和主要分支分布，冠状窦的位置、开口部位，了解心大静脉、心中静脉、心小静脉的行径、注入部位。

（6）掌握心包的组成，了解心的体表投影。

【实验难点】

离体心的方位、界沟、界嵴、心尖切迹、房室交点、梳状肌、冠状窦口、半月瓣小结、室上嵴、隔缘肉柱、主动脉窦、冠状动脉开口、心传导系统各结构、浆膜心包、心包窦。

【实验材料】

1. 标本

（1）打开胸前壁的整尸标本（心包切开）。

（2）离体心。

（3）离体心各腔切开。

（4）心的动脉。

（5）心传导系统（瓶装标本）。

（6）室间隔分部（瓶装标本）。

2. 模型

（1）人体半身模型。

（2）心脏。

（3）心传导系统。

【注意事项】

由于实验内容繁多，请按血流方向观察心脏。

【实验观察】

一、心的位置

在打开胸前壁的整尸上观察（图58）。心位于中纵隔内，裹以心包。翻开已剪开的心包前部，可见心约为本人拳头大小，略似倒置的前后稍扁的圆锥体。其2/3位于正中矢状面左侧，1/3位于正中矢状面右侧。心的两侧为肺，下方是膈，上方有出入心的大血管，前方平对胸骨体和第2～6肋软骨（标本上已除去），后方有食管、主动脉、迷走神经等，并平对第5～8胸椎。

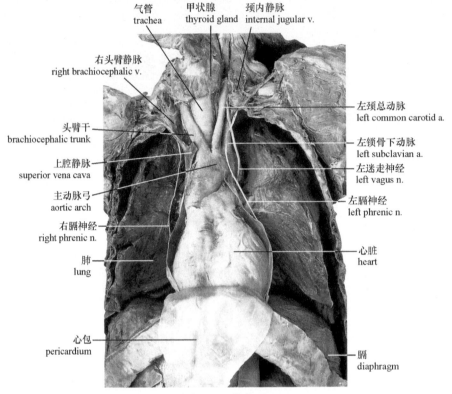

图58 心的位置

二、心的外形

取心模型或离体整心标本（图59，图60），先按解剖方位摆好，让其尖朝向左前下方，较宽的底朝向右后上方。前者称心尖，为左心室一部分；后者为心底，大部分由左心房、小部分由右心房构成。左心房可见左肺上、下静脉和右肺上、下静脉分别由两侧注入。右心房有上、下腔静脉分别从上、下方注入。心底的左侧缘由左肺上、下静脉注入处连线界定；右侧缘由上、下腔静脉之右侧缘连线界定；下界为冠状沟后部；上界为左、右肺上静脉上缘连线。心除了一尖一底外还有两面三缘四沟。其朝向左前上方的面叫前面，因其与胸骨体和肋软骨相邻，故又称胸肋面，该面大部分由右心室、右心房，小部分由左心室、左心耳构成。左右心耳为心房朝向肺动脉干的三角形突出部分。心朝向后下方的面叫下面，因紧贴于膈，故又称膈面，该面大部分由左心室，小部分由右心室构成。注意勿将膈面误认为心底。从心的正前面观察，可见心的胸肋面的右侧界近乎垂直，是心的右缘，由右心房构成。靠近右缘的心房表面有一浅沟（内面与界嵴相对），叫界沟。心的左侧界钝圆，从右后上斜向左前下达心尖，由左心耳和左心室构成。心下缘从右缘下端横向左侧达心尖。在心尖稍右侧处的下缘微凹陷，叫心尖切迹。心脏表面有血管、神经走行并富含脂肪的几条浅沟。冠状沟位于近心底处，呈冠状位，该沟为不完整的环形沟，在胸肋面，它为肺动脉干阻断。冠状沟为心房与心室的表面分界，其右后上方为心房，其左前下方为心室。在胸肋面可见一条浅沟，与冠状沟相连，从肺动脉干左侧缘向前下方延伸至心尖切迹，此沟叫前室间沟，为左右心室在前面的表面分界。在膈面也有一条沟,从冠状沟中分至心尖切迹,名后室间沟,为左右心室在膈面的表面分界。在心底,右肺上、下静脉与上、下腔静脉左侧缘连线之间有一浅沟,叫房间沟,为左右心房在表面的分界。后室间沟和冠状沟的交汇处称房室交点。

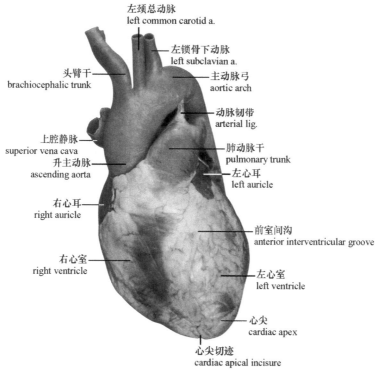

图 59 心的外形（前面观）

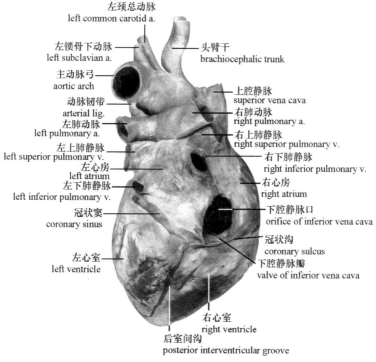

图 60 心的外形（后面观）

三、心腔内部形态结构

在各房室已被打开的离体心标本或心模型上观察。

（一）右心房

右心房（right atrium）（图61）为最右侧的心腔，分为前份的固有心房和后份的腔静脉窦。两者在表面以界沟为界；在心腔内面以与界沟对应的界嵴（纵行的肌性隆起）分界。先观察腔静脉窦，此部内表面光滑，可见四个开口：与上腔静脉相连的上腔静脉口；与下腔静脉相连的下腔静脉口：该口前缘有呈半月形的下腔静脉瓣；右心房前下方与右心室相通的开口叫右房室口；右房室口与下腔静脉口之间有一较小的开口，叫冠状窦口，它的后下缘有半月形的冠状窦瓣。右心房后内侧壁即房间隔，房间隔中部有一较大的浅窝，叫卵圆窝，是胚胎时期卵圆孔的遗迹。固有心房部分其内表面粗糙不平，从界嵴处发出许多大致平行的肌性隆起，统称为梳状肌。

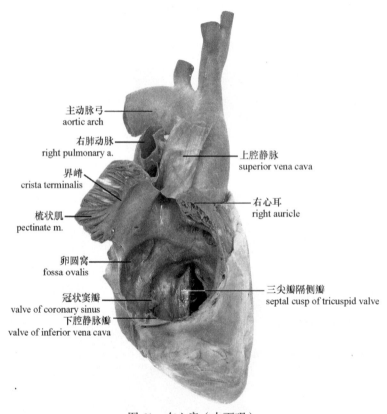

主动脉弓
aortic arch

右肺动脉
right pulmonary a.

界嵴
crista terminalis

梳状肌
pectinate m.

卵圆窝
fossa ovalis

冠状窦瓣
valve of coronary sinus

下腔静脉瓣
valve of inferior vena cava

上腔静脉
superior vena cava

右心耳
right auricle

三尖瓣隔侧瓣
septal cusp of tricuspid valve

图61 右心房（内面观）

（二）右心室

右心室（right ventricle）（图62）位于右心房的左前下方。该室有一入口即右房室口，其周围由致密结缔组织构成的纤维环围绕，环上附有三片略呈三角形的瓣膜，叫三尖瓣（右房室瓣）。根据各瓣位置分别叫前尖、后尖和内侧尖（隔侧尖）。各瓣的游离缘和朝向心室的面上，附有若干细索状的腱性结构，称为腱索。腱索的另一端连于心壁的肌性突起上，这种肌性突起称乳头肌。右心室的乳头肌可分为三组：位于前壁的前乳头肌；位于后壁的后乳头肌；位于室间隔右侧的隔乳头肌（此组有时不明显）。纤维环、三尖瓣膜、腱索、乳头肌四部分在功能上为一整体，称为三尖瓣复合体，是防止血液从心室倒流至心房的结构。右心室的出口通肺动脉，叫肺动脉口，其周缘也围绕一致密结缔组织构成的纤维环，环上附着三个呈半月形的瓣膜，叫肺动脉瓣。该瓣为三个半月形的袋状结构，游离缘朝向肺动脉，游离缘中点处成结节增厚，叫半月瓣小结。肺动脉瓣为防止血液从肺动脉倒流至右心室的结构。右心室的左后壁是室间隔。在右房室口与肺动脉口之间的室间隔表面，有一较宽的弧形肌性隆起，叫室上嵴。以室上嵴为界，可将右心室分为两部分：较大的右前下部称流入道或固有室腔；较小的左后上部称流出道或动脉圆锥。流入道的内表面凹凸不平，有许多肌性条索状结构交错凸出，统称肉柱。从前乳头肌根部至室间隔有一条肌束，其中间部分大多游离，此肌束叫隔缘肉柱（节制带）。流出道内表面光滑无肉柱，整体像倒置的漏斗状，流出道也称动脉圆锥，动脉圆锥不属动脉。

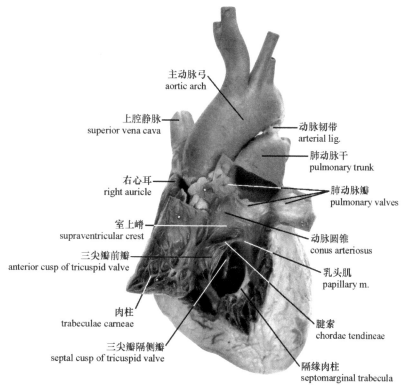

图 62　右心室（内面观）

（三）左心房

左心房（left atrium）是四个心腔中最靠后的一个。它有五个开口：四个入口，即位于左心房两侧与肺静脉相连的肺静脉口；一个出口，位于左心房左前下部，通左心室，叫左房室口。左心耳内表面有与右心房相似的梳状肌。

（四）左心室

左心室（left ventricle）位于右心室的左后下方，室壁比右心室壁厚得多，也可分为流入道和流出道，两者以二尖瓣前尖为界。流入道又称为左室的固有室腔，其内表面也有许多细小肉柱。该部与左心房的通道叫左房室口，即左室入口。其周缘也围绕一致密结缔组织构成的纤维环，环上附有二尖瓣。从左心房观察二尖瓣，其中位于前内侧的叫前尖，较大；位于后外侧的叫后尖，稍小。在左心室内再分辨一下前、后尖。二尖瓣的游离缘和心室面上也有腱索连到乳头肌上。左心室的乳头肌分为两组；位于前壁中部的是前乳头肌；位于下壁的是后乳头肌。纤维环、二尖瓣膜、腱索、乳头肌四部分在功能上为一整体，称为二尖瓣复合体，是防止血液从心室倒流至心房的结构。左心室的流出道又叫主动脉前庭，位于二尖瓣前尖和主动脉口之间，主动脉口为左心室出口，位于与主动脉相连处。该口周缘有主动脉瓣附着，其数目、形态与肺动脉瓣完全一样。从主动脉观察主动脉瓣，可见每个瓣膜相对的动脉壁略向外膨出，瓣膜与动脉壁之间的腔叫主动脉窦，可分为左、右、后三窦。

（五）房间隔与室间隔

在离体心标本上观察。房间隔（interatrial septum）位于左右心房之间，其前部偏左，后部偏右，与身体正中矢状面成45°。其最薄处为卵圆窝。在室间隔（interventricular septum）瓶装标本上观察。左室壁比右室壁厚，室间隔下部厚度与左壁相近，此为室间隔肌部；室间隔上部很薄（红塑料箭头所指处），叫室间隔膜部。仔细观察膜部，可见三尖瓣隔侧尖附于膜部右侧面中部。因此，膜部下部介于左、右心室之间，而膜部上部介于右心房与左心室之间。

四、心　　包

在打开胸前壁的整尸上观察。心包（pericardium）是包裹心脏及其与之相连的大血管根部的膜性囊，上小下大，呈圆锥形。心包可分为外面的纤维心包与内面的浆膜心包。前者为坚韧的致密结缔组织囊，后者为浆膜构成。纤维心包上部连于出入心脏的大血管根部的表面。与血管外膜移行，其下面与膈肌中心腱紧紧地愈合在一起。翻开纤维心包，可见其内表面光滑，此为浆膜心包的壁层，同时心脏表面和大血管根部也很光滑，此即浆膜心包的脏层，两者在大血管根部互相移行，脏壁两层之间的窄隙为心包腔，内含少量浆液。在打开的心包内，先认清肺动脉干、升主动脉、上腔静脉，然后用左手指插入上腔静脉与主动脉、肺动脉干之间，可以探得一个间隙，是为心包横窦，为心包腔的一部分。再用手从心的膈面与心包之间插入，往心底方向摸，在左房后壁的左右肺上、下静脉，下腔静脉与心包后壁之间可以探得一个较宽的间隙。它是心包腔最靠后的一部分，叫心包斜窦。

五、心传导系统

在显示心传导系统的瓶装标本上观察。在标本上看不到窦房结，只能看到房室结、房室束、左束支和右束支。首先，根据室壁厚薄分清左、右心室；再根据三尖瓣的附着情况认清右心房和右心室。然后从右心房观看，可见在房间隔右侧前下部，冠状窦口前上方有一稍膨大的结节状结构，此为房室结。从房室结向左前下方延伸即为房室束（有塑料片垫起），该束在室间隔肌部上缘处分为左束支、右束支。继续沿室间隔右侧观察右束支，可见其呈圆索状，最后经隔缘肉柱达右心室前壁。现在翻过标本瓶观看走在左心室内表面的左束支，该束支为一薄片状结构。

六、心 的 血 管

在心脏模型上观察。在右心耳与肺动脉干之间找到右冠状动脉。它起自主动脉右窦，沿冠状沟右下行，绕到冠状沟后部，在房室交点附近分为两支：较小的一支继续循冠状沟走行叫左室后支；较大一支沿后室间沟走行，叫后室间支。右冠状动脉分布范围为右心房、右心室、室间隔后部、左心室下壁的一部分。在左心耳与肺动脉干之间找到左冠状动脉，左冠状动脉起于主动脉左窦，粗短，马上分为两支：一支沿前室间沟下行，叫前室间支；另一支沿冠状沟绕左缘至膈面，叫旋支。所谓冠状动脉三主干，即指右冠状动脉、前室间支、旋支。前室间支分布于右心室前壁一部分及左心室前壁、室间隔前部。旋支分布于左缘、左心房、左心室膈面大部分。

在心模型上观察心的静脉（蓝色血管）。在心的膈面，左心房与左心室之间的冠状沟内，有一粗大的静脉干，叫冠状窦。它借冠状窦口注入右心房。连于冠状窦左端的一条静脉为心大静脉，该静脉起于心尖切迹，始与前室间支伴行，后与旋支伴行。连于冠状窦右端有两条静脉：较大一支在后室间沟与后室间支伴行，叫心中静脉；较小一支行于右侧冠状沟内，叫心小静脉。在右心室前壁表面有几条小静脉（有的模型只做一条），从右冠状动脉浅面跨过冠状沟，直接注入右心房，叫心前静脉。

【课堂互动与提问】

（1）什么是体循环和肺循环？

（2）心内的瓣膜有哪些？分别位于何处？有何功能？

（3）各心腔的分部及可见结构是怎样的？

（4）心传导系统包括哪些结构？各结构的功能是什么？

（5）心脏动脉的来源有哪些及其分支是如何分布？

（6）心脏静脉回流的主干是什么？其主要属支有哪些？

（7）何谓纤维心包、浆膜心包、心包腔？

（向宇燕）

第二节 动 脉

【实验目的与要求】

（1）了解肺循环的动脉，熟悉动脉韧带的位置、形成及动脉导管未闭的临床意义。

（2）掌握主动脉的起始、行程、分部及各部的主要分支，熟悉主动脉弓的特殊结构。

（3）掌握颈总动脉起始、行程，颈外动脉的行程、主要分支分布；熟悉颈内动脉行程、入颅部位与颈动脉分叉处的特殊结构。

（4）掌握锁骨下动脉的行径、主要分支，上肢动脉干的行程；熟悉其主要分支分布及掌浅弓、掌深弓的组成和位置。

（5）了解胸主动脉的分支。

（6）掌握腹主动脉脏支的行径、分支和分布，了解壁支的分布。

（7）掌握髂总动脉，髂内、外动脉起止、行程及髂内动脉的主要分支、分布。

（8）掌握下肢动脉干的行径，熟悉其主要分支、分布。

（9）掌握头颈、上下肢常用的动脉压迫止血部位。

【实验难点】

（1）颈动脉窦、颈动脉小球、脑膜中动脉、椎动脉和胸廓内动脉的行程、分支和分布。

（2）食管动脉、支气管动脉、睾丸动脉、肾上腺中动脉、腹主动脉不成对脏支的分支分布。

（3）锁骨下动脉、腋动脉、髂内动脉分支的变异。

【实验材料】

（1）头颈、上肢动脉标本。

（2）上肢动脉标本。

（3）胸部动脉标本。

（4）腹部动脉标本。

（5）盆部、下肢动脉标本。

（6）瓶装手动脉、头颈部动脉标本。

（7）离体心。

【注意事项】

观察时注意区分血管和神经，血管为空心管道，神经为实心结构，注意动脉与静脉的区别，请细心、轻手，切勿扭拉血管。

【实验观察】

一、肺循环的血管

在离体心标本或心模型上，找到肺动脉干，它起自右心室的动脉圆锥，行向左后上，其上端分成左右肺动脉。左肺动脉较短。肺动脉上方的弓形血管为主动脉弓。左肺动脉起始处与主动脉弓下壁之间有一索状结构相连，叫动脉韧带（动脉导管索），为胚胎时期动脉导管的遗迹。如果出生后，动脉导管未闭锁，则称动脉导管未闭，为先天性心脏病的一种。

二、体循环的血管

（一）主动脉

在胸腹后壁标本上观察。在心脏上方找到主动脉（aorta）。该动脉起自左心室，经上腔静脉左侧向右前上方斜行，达胸骨角高度，这一段叫主动脉升部（升主动脉）；然后呈弓形弯向左后方到第4胸椎椎体左侧，这一段叫主动脉弓；再沿脊柱左侧前面下行，于第12胸椎前方穿膈的主动脉裂孔到腹腔，继续沿脊柱左侧下行，达第4腰椎椎体下缘分为左右髂总动脉；沿脊柱下行的这一段叫主动脉降部（降主动脉）。降主动脉又可分为位于胸腔的主动脉胸部（胸主动脉）和位于腹腔的主动脉腹部（腹主动脉）。

1. 升主动脉（ascending aorta）　全长约5cm，包被在心包内，其起始处的左右主动脉窦分别发出左、右冠状动脉。

2. 主动脉弓（aortic arch）　自弓的凸侧向上发出三大分支，由右前向左后依次为头臂干（无名动脉）、左颈总动脉、左锁骨下动脉。头臂干走向右上方，达右胸锁关节后方分为两支，向上行的一支叫右颈总动脉，向外侧走的一支叫右锁骨下动脉。

（二）头颈部的动脉

头颈部的血液供应主要来自颈总动脉。此外，锁骨下动脉也有分支分布（后述）。在头颈上肢的神经血管标本和头颈部血管瓶装标本上观察。注意不要损坏神经和血管。颈总动脉沿气管两侧上行，达甲状软骨上缘水平分为两支，其中一支在颈部没有分支，叫颈内动脉；有分支的一支叫颈外动脉。颈总动脉末端和颈内动脉起始处略显膨大，是为颈动脉窦，窦壁内有压力感受器，能感受血压的变化。另外，颈总动脉分叉处后方，有一棕红色的扁椭圆小体，称颈动脉小球，为化学感受器，能感受血液中 CO_2 浓度的变化，由此结构标本上多已去掉，不必深究。

1. 颈内动脉（internal carotid artery） 留中枢神经系统学习。

2. 颈外动脉（external carotid artery） 为颈部的主要供血来源，分支很多。现从下往上观察颈外动脉的主要分支。

（1）甲状腺上动脉（superior thyroid artery）：该动脉为颈外动脉起始部向前下方发出的一个分支，主要分布于喉和甲状腺。

（2）舌动脉（lingual artery）：在甲状腺上动脉上方，约平舌骨大角处，可见一动脉发自颈外动脉，向前内侧走行，标本上往往只暴露很短一段，此即舌动脉。

（3）面动脉（facial artery）：在舌动脉发出部位稍上方发自颈外动脉前壁，经下颌下腺深面至咬肌止点前缘处，绕下颌体下缘至面部，再经口角和外鼻外侧向上行达眼的内侧，改名为内眦动脉。分支分布于腭扁桃体、下颌下腺及面部。活体上，在咬肌止点前缘处可摸到面动脉的搏动。

有些标本，面动脉可与舌动脉共干或舌动脉与甲状腺上动脉共干发自颈外动脉。

颈外动脉发出面动脉后，继续上行至下颌颈深面，分成两个端支：颞浅动脉和上颌动脉。

（4）颞浅动脉（superficial temporal artery）：为颈外动脉向上的直接延伸，该动脉经耳前（该处可摸到搏动）达颞部，分支分布额、颞、顶部软组织、腮腺和耳郭等。

（5）上颌动脉（maxillary artery）：该动脉自颈外动脉发出后，往前内走行入颞下窝，沿途发出分支分布于鼻腔、腭、下颌牙和牙龈、面深层结构及硬脑膜等。其中最主要的分支有脑膜中动脉和下牙槽动脉。在下颌颈深面向上发出脑膜中动脉，经下颌窝内侧的棘孔入颅中窝，立即分为前后两支，分布于硬脑膜，可取颅骨标本观察脑膜中动脉沟以了解该动脉在颅内走行情况。在发出脑膜中动脉的相对侧，上颌动脉向下发出下牙槽动脉。该动脉入下颌孔，经下颌管出颏孔，分支分布于下颌骨、下颌牙及牙龈和下唇皮肤等。在标本上可见一动脉连于下颌骨上即是。

（三）上肢的动脉

在头颈上肢神经、血管标本上观察。上肢的血液供应来自锁骨下动脉。左锁骨下动脉起自主动脉弓；右侧锁骨下动脉起自头臂干。锁骨下动脉出胸廓上口达颈根部，弯向外侧，穿斜角肌间隙，至第1肋外侧缘。再向外侧走行即改名腋动脉，腋动脉经腋窝深部至大圆肌下缘则改名肱动脉。肱动脉沿肱二头肌内侧下行至肘窝，在平桡骨颈处分为两支。外侧一支是桡动脉，内侧一支是尺动脉。现在再逐一观察上述动脉的主要分支。

1. 锁骨下动脉（subclavian artery） 主要分支如下。

（1）椎动脉（vertebral artery）：在前斜角肌内侧，垂直上行，穿上6个颈椎横突孔，经枕骨大孔入颅腔。在标本上只能看到椎动脉未进入横突孔的一小段。椎动脉在颅内走行及分支分布在中枢神经系统学习。

（2）胸廓内动脉（internal thoracic artery）：起点与椎动脉起点相对，经锁骨内侧端后方入胸腔，沿第1～6肋软骨后面（距胸骨侧缘约1.25cm）下行，在标本上翻开胸前壁内面，透过胸膜壁层可见。该动脉至第6肋软骨后面分为两支：一支穿膈入腹直肌鞘，走在腹直肌后面，叫腹壁上动脉；另一支行向外下叫肌膈动脉，标本上一般未显示。胸廓内动脉分支分布于胸前壁、乳房、心包、膈等。

（3）甲状颈干（thyrocervical trunk）：在椎动脉起点外侧、前斜角肌内侧缘附近，自锁骨下动脉上缘发出，该动脉很短，马上分为数支，分支变异较大。我们只观察甲状腺下动脉。

该动脉发出后经颈总动脉后方走向内上入甲状腺，其分支分布于甲状腺、喉、咽、食管上段。

2. 腋动脉（axillary artery）　主要分支如下。

（1）胸肩峰动脉：在胸小肌上缘处，可见发自腋动脉的一个短干，很快分为数支，该干即胸肩峰动脉。分支分布于三角肌、胸大小肌、肩关节等。

（2）胸外侧动脉：在胸小肌后方发自腋动脉，沿胸小肌外侧缘下行，分布于前锯肌、胸大小肌、乳房等。

（3）肩胛下动脉：在肩胛骨腋缘处发自腋动脉，向后下行不远处分为两支：一支继续下行达背阔肌，叫胸背动脉；另一支绕肩胛骨腋缘穿三边孔达冈下窝叫旋肩胛动脉。

（4）旋肱后动脉：在肩胛下动脉起点稍下方发出，经四边孔绕肱骨外科颈的后外侧至三角肌、肩关节。

3. 肱动脉的主要分支　肱深动脉在肱动脉起始处发出，行向后外下方，伴桡神经沿桡神经沟走向臂后部。

4. 桡动脉（radial artery）　自肱动脉分出后，外下行，先走在肱桡肌深面，在前壁下段的位置很浅，在桡骨下端前面皮下可摸到其搏动。桡动脉绕过桡骨茎突远侧，经拇指背面三个长肌腱深面至手背，再穿第一掌骨间隙的近侧部到达手掌深部。其主要分支有掌浅支和拇主要动脉（下面再观察）。

5. 尺动脉（ulnar artery）　比桡动脉略粗，自肱动脉分出后，走向内下方，穿旋前圆肌在指浅屈肌与尺侧腕屈肌之间下行。经豌豆骨外侧入手掌。尺动脉的主要分支有骨间总动脉和掌深支。骨间总动脉平桡骨颈高度发出，很快分为骨间前动脉和骨间后动脉。骨间前动脉沿骨间膜前面下行。骨间后动脉穿骨间膜沿骨间膜后面下行。

在手部血管标本（瓶装或非瓶装）上观察。桡动脉在绕到手背前先发出一掌浅支（细小）与尺动脉的末支吻合为掌浅弓。分布到拇指两侧及示指桡侧的动脉，共同发自桡动脉，该动脉叫拇主要动脉，常在桡动脉至手掌深面处发出。尺动脉在豌豆骨稍下方发出掌深支，该动脉穿小鱼际至掌深部与桡动脉末支吻合成掌深弓。掌浅弓位置较浅，在屈指肌腱浅面，凸缘约平掌骨中部。掌深弓位于屈指肌腱深面，凸缘约平腕掌关节高度。从掌浅弓和掌深弓发出分支分布于手指，各分支间有吻合。

三、胸部的动脉

在胸腹后壁标本上观察。胸部的动脉主干为胸主动脉。胸主动脉分为壁支和脏支。　脏支细小，主要有至食管的食管动脉，营养支气管和肺的支气管动脉，标本上一般未暴露，可不深究。壁支包括有九对肋间后动脉和一对肋下动脉。它们分别走在第 3 ~ 11 肋间隙内及肋下。可任找一肋间隙，在近肋下缘处观察到肋间后动脉。壁支除营养胸壁乳房外，下位动脉还营养腹前外侧壁。

四、腹部的动脉

腹部的血供主要来自腹主动脉的分支。腹主动脉的分支也分为壁支和脏支，脏支中又分为成对脏支和不成对脏支。

（一）腹主动脉不成对脏支

在腹腔血管标本上观察腹主动脉的不成对脏支的分支分布。观察时请细心轻手，切勿扭断血管。不成对脏支有腹腔干、肠系膜上动脉和肠系膜下动脉。

1. 腹腔干（coeliac trunk）（图 63）　　在胃小弯处找到一条动脉，沿其向贲门方向追寻，见其连于一粗短动脉干，即腹腔干。该干很短，马上分为三支，刚才观察的至贲门，胃小弯的动脉即是一支，叫胃左动脉。另两支中一支走向左侧者叫脾动脉，走向右前上方者叫肝总动脉。现在观察肝总动脉，它从腹腔干分出后，向右前上至十二指肠上部上方处分为两支：走向肝门的一支叫肝固有动脉；另一支经十二指肠上部后面下行，叫胃十二指肠动脉。肝固有动脉发出后不久即分出一支走向幽门上缘，该动脉叫胃右动脉，它沿胃小弯发行后与胃左动脉吻合。肝固有动脉主干走向肝门，分为左右两支，入肝前，右支又发出一条胆囊动脉至胆囊。再看胃十二指肠动脉，该动脉至十二指肠上部下缘处即分为两支：较粗的一支沿胃大弯向左行，叫胃网膜右动脉，分布于胃和大网膜；另一支较细，行于十二指肠降部与胰头之间，叫胰十二指肠上动脉，该动脉又可分为前后两支，将胃向上轻轻翻起，找到脾动脉，此动脉沿胰上缘左行至脾，沿途有至胰的胰支，经脾门入脾的脾支，至胃底的胃短动脉。另外可见一条较大的分支至胃大弯，向右走行与胃网膜右动脉的吻合，此动脉为胃网膜左动脉。

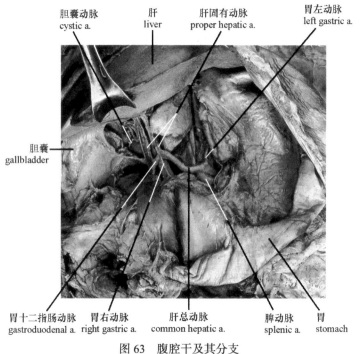

胆囊动脉　cystic a.　　肝　liver　　肝固有动脉　proper hepatic a.　　胃左动脉　left gastric a.

胆囊　gallbladder

胃十二指肠动脉　gastroduodenal a.　　胃右动脉　right gastric a.　　肝总动脉　common hepatic a.　　脾动脉　splenic a.　　胃　stomach

图 63　腹腔干及其分支

2. 肠系膜上动脉（superior mesenteric artery）　　将横结肠及其系膜翻向上方，将空回肠翻向左侧，暴露并观察小肠系膜右侧面。在标本上，此处的腹膜已剥去，显示出许多血管。有两条粗血管从左上斜向右下，其中位于左侧一条，就是肠系膜上动脉。从它的左侧发出十几条动脉，分布于空回肠，这些动脉分别叫空肠动脉和回肠动脉，空回肠动脉的分支互相吻合成一级动脉弓，弓的分支再次吻合形成多级动脉弓。一般空肠动脉弓只有 1～2 级，回肠动脉弓可多至 4～5 级，由最后一级动脉弓发出直行小支入肠壁。从肠系膜上动脉右侧发出三个分支：最下的分支走向回肠与盲肠结合处，叫回结肠动脉，该动脉发出一支经阑尾系膜游离缘至阑尾的阑尾动脉；最上一支走向横结肠，叫中结肠动脉；位于中间的一支叫右结肠动脉。有时右结肠动脉可与回结肠动脉或中结肠动脉共干。这些分支都互相吻合成动脉弓，然后从弓上发出动脉入肠壁。在发出中结肠动脉稍上方，肠系膜上动脉还发出一条较细的胰十二指肠下动脉，与胰十二指肠上动脉吻合，此动脉不必细找。

归纳一下肠系膜上动脉的分支分布范围。

3. 肠系膜下动脉（inferior mesenteric artery） 将胃、空回肠连同小肠系膜翻向右侧，暴露小肠系膜根左侧的腹后壁（此处腹膜已除去）（图64）。可见腹主动脉前壁约在第3腰椎高度发出一条向左下走行的动脉，即肠系膜下动脉。该动脉最上一个分支叫左结肠动脉，其下方有1～3乙状结肠动脉。肠系膜下动脉末支入小骨盆，叫直肠上动脉。分支分布于直肠上中部。左结肠动脉行至降结肠处分为上下两支，上支与中结肠动脉左支吻合，下支与乙状结肠动脉分支吻合。各乙状结肠动脉的分支相互吻合成动脉弓。

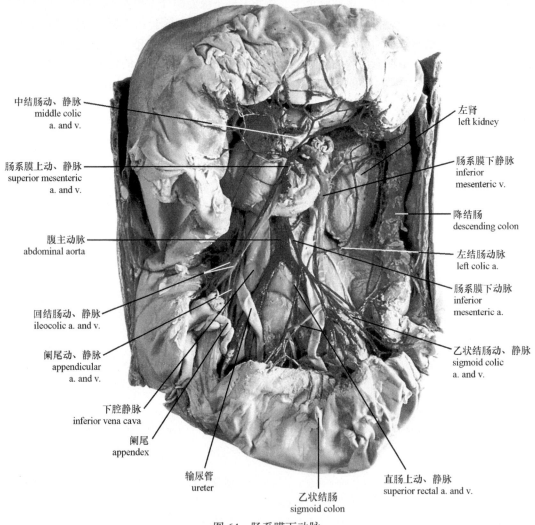

中结肠动、静脉
middle colic
a. and v.

肠系膜上动、静脉
superior mesenteric
a. and v.

腹主动脉
abdominal aorta

回结肠动、静脉
ileocolic a. and v.

阑尾动、静脉
appendicular
a. and v.

下腔静脉
inferior vena cava

阑尾
appendex

输尿管
ureter

乙状结肠
sigmoid colon

左肾
left kidney

肠系膜下静脉
inferior
mesenteric v.

降结肠
descending colon

左结肠动脉
left colic a.

肠系膜下动脉
inferior
mesenteric a.

乙状结肠动、静脉
sigmoid colic
a. and v.

直肠上动、静脉
superior rectal a. and v.

图64 肠系膜下动脉

这样，回结肠动脉、右结肠动脉、中结肠动脉、左结肠动脉、乙状结肠动脉都互相吻合形成一个大的动脉弓。由动脉弓再发分支到附近的结肠。

（二）腹主动脉其他分支

在腹后壁血管标本上观察腹主动脉的分支。首先找到发自腹主动脉前壁的三条不成对脏支的断头，此三条血管前文已叙述，现观察腹主动脉其他分支。

1. 观察腹主动脉成对的脏支 在肠系膜上动脉根部稍下方，可见腹主动脉向左、右侧各发出一条较大的分支连于肾，此动脉即肾动脉。肾动脉起点稍上方，腹主动脉向左右各发出一细支至肾上腺，叫肾上腺中动脉。在肾动脉起始处稍下方，从腹主动脉前壁发出一对细长分支，沿腰大肌表面斜行向下外，在男性，见其入精索，叫睾丸动脉（精索内动脉）；在女性，见其入卵巢悬韧带，叫卵巢动脉。

2. 观察腹主动脉壁支　从膈下面观察，腹主动脉穿出主动脉裂孔即发出一对动脉至膈，叫膈下动脉。另外，稍稍提起腹主动脉，可见从其后壁发出四对动脉，横行至腰大肌深面分布于腹后壁，此即腰动脉。在腹主动脉下端，左右髂总动脉之间有一条细小的动脉沿骶骨前面正中下行，叫骶正中动脉。

五、盆腔的动脉

在盆腔血管标本或下肢血管标本上观察。

（一）髂总动脉

髂总动脉（common iliac artery）在第 4 腰椎前方由腹主动脉分出，走向外下至骶髂关节前方分为髂内动脉和髂外动脉。髂内动脉是盆腔器官、会阴部、外生殖器及臀部的动脉主干；髂外动脉为下肢的动脉主干。

（二）髂内动脉及其分支

髂内动脉（internal iliac artery）从髂总动脉分出后沿盆腔后外侧壁下行，很快分支。其中有三条较大的分支向后下走行，从上往下依次分为以下几条。

1. 臀上动脉（superior gluteal artery）　该动脉发出部位最上，走向梨状肌上缘处，穿梨状肌上孔出盆腔至臀部，主要营养臀中、小肌。

2. 臀下动脉（inferior gluteal artery）　该动脉走向梨状肌下缘处，穿梨状肌下孔出盆腔至臀部，主要分布臀大肌。

3. 阴部内动脉（internal pudendal artery）　该动脉位于臀下动脉前下方，与臀下动脉伴行穿梨状肌下孔至臀部，然后再穿坐骨小孔达坐骨直肠窝，分支分布于会阴部、肛门、外生殖器等。

从髂内动脉前面发出向前走行的分支如下从（上往下依次观察）。

1. 脐动脉（umbilical artery）　远侧闭锁，与脐相连，叫脐内侧韧带，近侧仍叫脐动脉，有分支至膀胱，叫膀胱上动脉（标本上多已破坏）。

2. 闭孔动脉（obturator artery）　沿盆侧壁向前下行，穿闭孔达股部，营养股内侧肌群。

3. 子宫动脉（uterine artery）　在女性盆腔血管标本上观察。在子宫颈外侧，可见一条动脉横跨输尿管前上方，再沿子宫侧缘迂曲上行达子宫角处，此即子宫动脉。

4. 直肠下动脉　该动脉有时发自阴部内动脉，分布于直肠下部。

六、下肢的动脉

（一）髂外动脉

从髂总动脉发出后，继续沿腰大肌内侧缘下行，达腹股沟韧带中点后方再下行则改名为股动脉。髂外动脉（external iliac artery）在近腹股沟韧带处发出腹壁下动脉，此动脉向内上入腹直肌鞘，走在腹直肌与腹直肌鞘后层之间，营养腹前壁。

（二）股动脉

在腹股沟韧点中点下方找到股动脉（femoral artery）（此处可摸到搏动）。其内侧为股静脉，外侧为股神经，股动脉在股三角内走向内下，入收肌管，再穿收肌腱裂孔入胭窝，更名为胭动脉。

在腹股沟韧带下方 2 ～ 5cm 处，股动脉向后外发出一粗大的分支，叫股深动脉，该动脉在股动脉后方向后内下走行，为股部的主要血液来源。

（三）胭动脉

在胭窝最深面找到胭动脉（popliteal artery），它沿中线下行至胭肌下缘处分为胫前、胫后动脉。胭动脉分支分布于膝关节及附近肌。

（四）胫后动脉

翻开小腿三头肌，可见胫后动脉（posterior tibial artery）沿小腿后面中线下行，它的上段向外下发出一个较大的分支，沿腓骨后面与拇长屈肌之间下行，营养腓骨及附近肌，称腓动脉，胫后动脉下行经内踝后方至足底，即分为足底内、外侧动脉。足底外侧动脉较粗，走向前外然后转向前内侧，至第一跖骨间隙近侧与足背动脉的足底深支吻合，形成足底弓。足底内侧动脉较小，沿足底内侧前行。

（五）胫前动脉

在胫骨前肌的外侧找到胫前动脉（anterior tibial artery），见其下行越踝关节前方至足背，更名为足背动脉（此处可摸到其搏动），胫前动脉分支分布于小腿前肌群。

足背动脉沿拇长伸肌腱外侧前行至第一跖骨间隙近侧，分为第一跖背动脉和足底深 支。足底深支至足底与足底外侧动脉吻合成足底弓。

【课堂互动与提问】

（1）主动脉的走行、分部，各部的分支分布范围是什么？

（2）头、颈、上肢各部的动脉主干名称，主要分支名称、分布概况是什么？临时压迫止血点位置在何处？

（3）颈动脉窦、颈动脉小球的位置、形态、功能是什么？

（4）腹主动脉三条不成对脏支的名称、走行，主要分支及分布范围是什么？

（5）胃的主要供血动脉有哪些？

（6）子宫动脉与输尿管的位置关系如何？

（李素云）

第三节 静脉及淋巴系统

【实验目的与要求】

（1）熟悉静脉系统的组成及静脉的结构特点，静脉血回流的因素。

（2）掌握上腔静脉、下腔静脉的起止、行径、主要属支及收集范围，头臂静脉的组成、行径、静脉角。

（3）掌握颈外静脉和颈内静脉的起止、行径，颅内外静脉的交通。

（4）掌握上、下肢主要浅静脉的起止、行程。

（5）掌握肝门静脉的组成、属支、特点。了解门静脉与上、下腔静脉的交通途径。

（6）了解肺循环的静脉，左、右肺静脉的行径。

（7）了解半奇静脉、副半奇静脉的起止、收纳范围。

（8）掌握淋巴系统的组成、局部淋巴结的概念。

（9）掌握淋巴干名称、收纳区域，胸导管和右淋巴导管的合成、注入部位和收集范围。

（10）掌握主要淋巴结群（下颌下淋巴结、颈外侧浅和深淋巴结、腋淋巴结、肺门淋巴结、腹股沟浅、深淋巴结）的位置、收集区及其输出管的注入部位。

（11）掌握脾的位置和形态。

【实验难点】

（1）上下腔静脉、头臂静脉、髂总静脉的组成和行径。

（2）颈内静脉、颈外静脉的起止、行径。

（3）上、下肢主要浅静脉的起始、行径和汇入部位。

（4）肝门静脉的组成、行径及其主要属支。

（5）淋巴干，胸导管的起始、行径、注入部位及收集范围。

（6）下颌下淋巴结、颈外侧浅和深淋巴结、肺门淋巴结、腋淋巴结、腹股沟浅、深淋巴结位置。

【实验材料】

1. 标本

（1）打开前壁的胸、腹部标本（示上、下腔静脉及门静脉主要属支）。

（2）正中矢状切头颈部标本（示头颈部静脉）。

（3）上下肢浅静脉及其淋巴结标本。

（4）幼儿胸腹后壁标本（示胸导管）。

（5）肝（示肝静脉）。

（6）肺（示肺门淋巴结）。

（7）脾。

2. 模型

（1）全身浅静脉淋巴系统模型（示全身浅静脉及淋巴结）。

（2）肝门静脉模型。

【注意事项】

观察静脉时主要观察较大的浅静脉以及深静脉中不与动脉同名的静脉。与动脉同名的静脉在标本中大都已切除，可参照其伴行动脉的行程分布得到体会，注意静脉的变异很多。

【实验观察】

一、静　脉

静脉可分深、浅两组。浅静脉在浅筋膜内行走，无动脉伴行；深组多有伴行动脉，少数与动脉行程不一致，且不与动脉同名。全身的静脉分为肺循环的静脉和体循环的静脉，后者包括上腔静脉系、下腔静脉系（含肝门静脉系）和心静脉系（已在第十章第一节中叙述）。本次实验主要学习上、下腔静脉系。

（一）上腔静脉系

1. 上腔静脉（superior vena cava）**和头臂静脉**（brachiocephalic vein）　在开胸的整尸标

本上观察。上腔静脉是一条粗短的静脉干，下端连于右心房上缘，上端由左、右头臂静脉（无名静脉）在右侧第1胸肋结合处的后方汇合而成，垂直下降，在平对第3胸肋关节的下缘注入右心房。在纵隔找到右肺根断面，可见到一条静脉经其后面绕至上方向前注入上腔静脉，此为奇静脉。左右头臂静脉分别由同侧的颈内静脉和锁骨下静脉在胸锁关节后方汇合而成，汇合处所成的夹角称为静脉角。右头臂静脉几乎垂直下降；左头臂静脉较长，起始后斜向右下，与右头臂静脉汇合，斜跨主动脉弓上缘及主动弓三大分支根部的前方。

2. 头颈部静脉

（1）颈内静脉（internal jugular vein）：是头颈部静脉主干。位于颈内动脉和颈总动脉外侧，管腔大，壁薄。上端在颈静脉孔处续于乙状窦（为颅内的硬膜静脉窦，收集颅内静脉血，待以后观察），初伴行颈内动脉，继沿颈总动脉外侧下行。下端与锁骨下静脉合成头臂静脉。颈内静脉收集头面部、颈深部静脉血。颈内静脉的颅外属支主要有：面静脉、下颌后静脉、舌静脉和甲状腺静脉等。

在正中矢状切头颈部标本、整尸或头颈上肢血管标本或颜面部浅层肌肉神经血管模型上观察下列静脉。

（2）颈外静脉（external jugular vein）：为颈部最粗大的浅静脉。自下颌角处由下颌后静脉的后支、耳后静脉和枕静脉汇合而成，沿胸锁乳突肌浅面斜行向下，达该肌后缘时，穿过其粘连的颈深筋膜，注入锁骨下静脉或静脉角。上端由枕静脉（模型上可见）、耳后静脉（标本模型均未显示）、下颌后静脉后支汇合而成。颈外静脉在活体可见，尤其在情绪激昂时。

（3）面静脉（facial vein）：起自内眦静脉，与面动脉伴行，在下颌角下方与下颌后静脉的前支汇合成面总静脉，注入颈内静脉。面静脉通过眼上、下静脉，面深静脉等与颅内静脉交通，因面静脉缺乏静脉瓣，面部感染可致颅内感染。下颌后静脉在腮腺内由颞浅静脉（模型上可见）和上颌静脉（标本上模型上多未显示）汇合而成，然后下行至腮腺下缘分为前后两支，前支注入面静脉，后支与耳后静脉汇成颈外静脉．

（4）锁骨下静脉（subclavian vein）：为腋静脉的延续。起自第1肋外缘，至胸锁关节后方与颈内静脉合成头臂静脉。两静脉汇合处形成静脉角。锁骨下静脉除收集上肢经腋静脉而来的血液外，还接受颈外静脉的血液。

3. 上肢的静脉

（1）上肢的深静脉：与同名动脉伴行，腋静脉以下均为两条。由于它的行径与同名动脉相同，收集范围与同名动脉分布范围相同，且在标本上多已去除，故不必观察。

（2）上肢的浅静脉：在上肢浅静脉标本或模型上观察，先找到手指的静脉，在各指背面形成两条互相吻合的指背静脉。至掌背又形成手背静脉网，向心回流途中，继续汇成下列主要静脉。

1）头静脉（cephalic vein）：起于手背静脉网的桡侧，在腕关节上方转至前臂前面，沿前臂桡侧皮下上行，过肘窝处通过肘正中静脉与贵要静脉吻合。头静脉主干则沿肱二头肌外侧沟上行，经三角肌胸大肌间沟至锁骨下窝，穿过深筋膜，注入锁骨下静脉或腋静脉。

2）贵要静脉（basilic vein）：起于手背静脉网的尺侧，逐渐转至前臂的前面尺侧，经过肘窝时接受肘正中静脉，再沿肱二头肌内侧沟上行，至臂中点稍下方处穿深筋膜注入肱静脉，或伴肱静脉上行至腋窝注入腋静脉。

3）肘正中静脉（median cubital vein）：一般为粗短的静脉干，于肘窝处连接头静脉与贵要静脉（此粗大型国人约占50%）。该静脉形式多变，可在活体上观察其不同形式。

4. 奇静脉（azygos vein）　在胸腹后壁标本或门静脉模型上观察。沿脊柱右前方上行的静脉即奇静脉。其上端注入上腔静脉（已观察过），下端在膈的右脚处，续于右腰升静脉（腰升静脉左右各一，为腰静脉之间的纵行吻合支）。沿途收集右侧中下部肋间后静脉及半奇静脉的血液。

半奇静脉起于左腰升静脉，沿脊柱胸段左前方上行，至第8胸椎处，向右注入奇静脉。沿途收集左侧下部肋间后静脉及副半奇静脉。

副半奇静脉为胸段脊柱左前方中段的一条纵行静脉向下注入半奇静脉，沿途收集左侧中份数条肋间后静脉。

奇静脉除收集胸壁静脉血外，还收集食管、支气管等器官的静脉血。奇静脉及其属支变异较多。

（二）下腔静脉系

1. 下腔静脉（inferior vena vein）　在胸腹后壁标本上观察。位于腹主动脉右侧粗大、壁薄的血管即下腔静脉。它的上端穿膈的腔静脉裂孔入右心房，下端于第5腰椎右前方由左右髂总静脉汇合而成。沿途可见有肾静脉，腰静脉汇入。在离体肝标本上找到腔静脉沟，在此沟上部有三条从肝内穿出的血管开口于此，它们是肝静脉汇入下腔静脉的地方，称第二肝门。在门静脉模型上观察肝静脉汇入下腔静脉的情况。在瓶装的胸腹后壁标本上观察睾丸静脉或卵巢静脉汇入下腔静脉的情况。它们与同名动脉伴行。左睾丸静脉或左卵巢静脉向上注入左肾静脉；右侧则注入下腔静脉。

在胸腹后壁标本上还可见到髂总静脉于骶髂关节前方由髂内、外静脉汇合而成，这些静脉都是伴行静脉。

2. 门静脉系　属下腔静脉系的一部分，但它是一套两端均为毛细血管的静脉系统。先在门静脉系模型上观察。门静脉系的静脉都用粉红色表示，以与其他体循环的静脉相区分。从脾门向右横行的静脉为脾静脉，可见其右端与从右下向左上走行的肠系膜上静脉汇合，汇合后的门静脉向右上（走在肝十二指肠韧带内，其左前方为肝固有动脉，其右前方为胆总管和肝总管）至肝门处分为两支入肝，在肝内不断分支，最后入肝窦。在肝内还可见到一套蓝色的管道即肝静脉系统，最后它们汇为三支肝静脉入下腔静脉（这些不属于门静脉系）。再找到从盆腔直肠开始向上走行的一条静脉，是肠系膜下静脉，见其汇入脾静脉。另外在门静脉的左侧有一成圆圈状的小血管，表示为胃左、右静脉。在模型上弄清楚了门静脉的情况后再到腹腔血管标本上找到相应的静脉。

3. 下肢的静脉　下肢的深静脉都是伴行静脉，腘静脉以下均为两条。

在下肢浅静脉标本或模型上观察（图65，图66）。在足背远侧部找到一条静脉弓，叫足背静脉弓。从弓的内侧端有一向上的静脉，叫大隐静脉，见其经内踝前方（此处恒定且固定），小腿内侧面，膝关节后内侧，然后转至大腿内侧面，朝外上走行至耻骨结节外下方3～4cm处注入股静脉。再回到足背静脉弓，见其外侧也连有一条静脉，该静脉经外踝后方，转入小腿后面，沿其中线上行达腘窝，注入腘静脉，此即小隐静脉。

请同学们在自己内踝前方找到大隐静脉。临床上常在此处作静脉穿刺或切开。

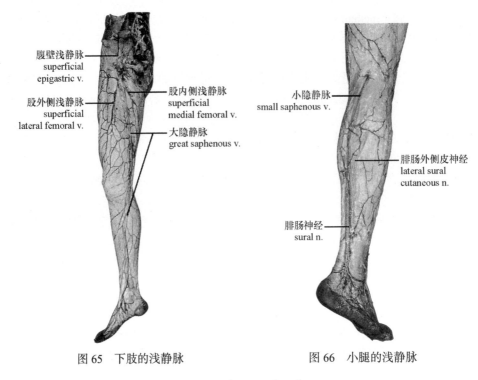

腹壁浅静脉
superficial
epigastric v.

股外侧浅静脉
superficial
lateral femoral v.

股内侧浅静脉
superficial
medial femoral v.

大隐静脉
great saphenous v.

小隐静脉
small saphenous v.

腓肠外侧皮神经
lateral sural
cutaneous n.

腓肠神经
sural n.

图 65　下肢的浅静脉　　　　　　图 66　小腿的浅静脉

二、淋 巴 系 统

淋巴系统由淋巴管道、淋巴器官和淋巴组织构成。淋巴管道分为毛细淋巴管、淋巴管、淋巴干和淋巴导管四级。淋巴器官包括淋巴结、脾、胸腺等。淋巴组织分布于消化、呼吸、泌尿、生殖管道黏膜内，作为防御屏障。解剖学可以观察到的结构仅为淋巴导管和淋巴器官，经特殊处理，可以观察到淋巴管、淋巴干和淋巴结。淋巴管内的淋巴液向心汇集流动，淋巴管也逐渐变粗，最后经胸导管和右淋巴导管两个主干分别注入左、右静脉角。淋巴回流过程中，至少经过 1 级淋巴结。淋巴管与淋巴结连接，进入淋巴结的管叫输入管，出淋巴结的叫输出管。在显示淋巴结及淋巴管的标本或模型上观察。

（一）胸导管

胸导管（thoracic duct）又称左淋巴导管，是全身最大的淋巴管。在幼儿胸腹后壁标本上轻轻拉起食管胸段，即可在胸主动脉和奇静脉之间见到胸导管，再向下向上追索观察其位置及行程。胸导管的下端有时膨大称为乳糜池（据我国资料显示，有乳糜池的约占 45%，无池的约占 55%）。乳糜池通常位于第 12 胸椎下缘前方，胸导管自第 12 胸椎下缘水平起上行，经膈主动脉裂孔入胸腔，在食管后方，主动脉与奇静脉之间上行。在胸骨角水平经食管后方转到其左侧，再沿脊柱左前方上升，出胸廓上口到颈根部，约平第 7 颈椎水平，通过左颈总动脉后方，转向前内下，注入左静脉角。

在门静脉模型上观察胸导管、右淋巴导管、左右颈干、左右锁骨下干、左右支气管纵隔干。

在淋巴系统模型上结合图谱观察。乳糜池收纳左、右腰干和通常成单的肠干（有时多于一干）。在胸导管的末端可接受伴左颈内静脉下行的左颈干，伴左锁骨下静脉来的左锁骨下干，和循气管及纵隔结构上行的左支气管纵隔干三个干。因此，胸导管收纳左侧半的头、颈、胸、左侧上肢，以及膈以下身体各部的淋巴液。

在显示肠系膜淋巴管的瓶装标本上观察。在肠系膜内，见有深蓝色的细线状物即为淋巴管。

它是利用毛细淋巴管的通透性比毛细血管大的原理，将蓝墨水打在浆膜下制作成的。有的瓶装标本还可见到深蓝色线条连至一较大的结节状物，即淋巴结。

（二）右淋巴导管

右淋巴导管（right lymphatic duct）为一短干，长仅 1cm，它收纳右颈干，右锁骨下干及右支气管纵隔干。此干经右静脉角回流入血。收集身体右上 1/4 的淋巴液。

（三）全身各部主要淋巴结群

1. 颈外侧浅淋巴结（superficial lateral cervical lymph node） 沿颈外静脉排列，其输出管注入颈外侧深淋巴结。

2. 颈外侧深淋巴结（deep lateral cervical lymph node） 沿颈外静脉排列的小扁球状结构（模型上为绿色）即是颈外侧浅淋巴结。模型上的左侧颈内静脉附近排列的淋巴结即颈外侧深淋巴结。其主要沿颈内静脉排列，分为颈外侧上深淋巴结和颈外侧下深淋巴结两群。上群包括颈内静脉二腹肌淋巴结、颈内静脉肩胛舌骨肌淋巴结和副神经淋巴结。下群包括锁骨上淋巴结、斜角肌淋巴结。左斜角肌淋巴结又称 Virchow 淋巴结，输出管组成颈干。

3. 腋淋巴结（axillary lymph node） 在腋窝内，数目较多，标本上难以分群，可在模型上观察分群情况。位于腋静脉主干及其属支附近，按其位置可分为 5 群，即胸肌淋巴结、外侧淋巴结、肩胛下淋巴结、中央淋巴结和尖淋巴结，其输出管组成锁骨下干。

4. 支气管肺淋巴结（bronchopulmonary lymph node） 又称肺门淋巴结，在离体肺的肺门处，肺血管和支气管之间。接受肺淋巴结的输出管，其输出管注入气管支气管上、下淋巴结。后者的输出管入气管旁淋巴结，气管旁淋巴结的输出管与纵隔前淋巴结的输出管合成左、右支气管纵隔干。

5. 腹股沟淋巴结（inguinal lymph node） 分深、浅两群。腹股沟浅淋巴结位于腹股沟韧带下方，隐静脉裂孔和大隐静脉周围。腹股沟深淋巴结位于股静脉近端周围和股管内。腹股沟淋巴结的输出管入髂外淋巴结。

6. 髂外淋巴结（external iliac lymph node） 位于髂外血管周围，髂内淋巴结位于髂内血管周围，髂总淋巴结位于髂总血管周围。

7. 腰淋巴结 （lumber lymph node） 位于腹主动脉和下腔静脉两侧，其输出管合成一对腰干，注入乳糜池。

（四）脾

在整尸标本上观察脾（spleen）的位置。在左季肋区，胃与膈之间可见到或摸到脾（图 67）。

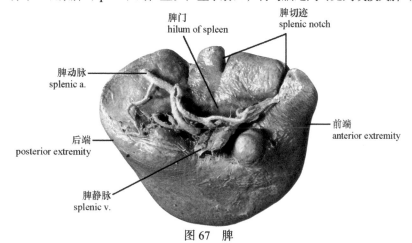

脾门
hilum of spleen

脾切迹
splenic notch

脾动脉
splenic a.

后端
posterior extremity

前端
anterior extremity

脾静脉
splenic v.

图 67　脾

在离体脾或胰十二指肠模型上观察。脾有两面、两缘、两端，稍凸的一面对向膈叫膈面，较凹的一面叫脏面，与胃、结肠、胰等器官相邻，脏面中央有神经、血管出入，此处叫脾门。进出脾门的所有结构合称脾蒂。脾有前后两端，其长轴与第 10 肋平行。脾的下缘光滑完整，上缘有 1～3 个切迹，叫脾切迹，为临床上区别脾与其他器官或肿块的标志。

【课堂互动与提问】

（1）简述面静脉的行程，与颅内的静脉交通途径?

（2）何谓"危险三角"?

（3）简述头静脉的起始、行程及注入部位。

（4）简述大隐静脉的起始、行程、属支及注入部位。

（5）试述肝门静脉的组成、特点、属支及与上下腔静脉的吻合部位。

（6）肺部感染，经手背静脉输液，试述抗生素到达肺部的循环途径。

（7）简述胸导管的行程、引流的淋巴干和范围。

（8）简述腋淋巴结的分群、位置和引流范围。

（9）简述腹股沟淋巴结的分群、位置和引流范围。

（周小兵）

第四篇　感　觉　器

第十一章　视　器

【实验目的与要求】

（1）掌握眼球壁的层次，各层的分部及形态结构和功能。

（2）掌握眼球内容物各部的位置、形态、作用，掌握房水的产生与流通情况。

（3）了解眼睑的形态和构造。

（4）掌握结膜的形态和构造。

（5）掌握泪器的组成、各部的形态、位置及泪液流向。

（6）掌握眼球外肌的名称、位置、作用。

（7）了解眼的血管。

【实验重点】

（1）眼球壁层次、分部及各部的形态结构。

（2）眼球内容物和眼房位置、分部、连通。

（3）结膜的形态、分部。

（4）泪器。

（5）各眼外肌的位置。

【实验材料】

1. 标本

（1）显示眼外肌的标本。

（2）显示结膜及泪器的标本。

（3）猪眼球。

2. 模型

（1）眼球模型。

（2）眼外肌模型。

3. 器材　剪刀及镊子。

【注意事项】

（1）观察视器以模型为主，标本上主要观察眼外肌。注意爱护模型，轻拿轻放。

（2）注意把模型上观察的结构同观察活体视器进行比较，注意辨别其异同。

（3）猪眼球解剖要求根据操作步骤进行，切忌喧闹。

【实验观察】

视器也称眼，由眼球和眼副器两部分组成。眼球能接受光波刺激并将刺激转变为神经冲动，经视觉传导通路传至大脑皮质视觉中枢，产生视觉。眼副器位于眼球的周围，包括眼睑、结膜、泪器、眼球外肌、眶脂体和眶筋膜等，对眼球起支持、保护和运动作用。

<h1 style="text-align:center">一、眼 球</h1>

眼球（eyeball）位于眼眶的前部，由眼球壁和眼球内容物组成。

（一）在眼球模型上观察

整体观眼球近似球形。眼球前面的正中点称前极，即角膜正中点；后面的正中点称后极。两极间的连线称为眼轴。

1. 眼球壁 由外向内分外膜、中膜、内膜三层。

（1）外膜：包括角膜和巩膜两部分。

角膜占外膜前 1/6，无色透明，无血管，感觉神经末梢丰富，具有折光作用。

巩膜为角膜后方的乳白色部分，占外层后 5/6，不透明。巩膜向前与角膜相接，连接处称角膜缘。在接近角膜缘处的巩膜实质内有一环形小管称巩膜静脉窦。在眼球壁水平断面上角膜缘附近巩膜实质内的蓝色小点即为巩膜静脉窦断面。

（2）中膜：从前往后包括虹膜、睫状体和脉络膜三部分。

虹膜位于角膜后方，呈圆盘状。中央有一圆孔，称瞳孔，为光线进入眼球的通道。虹膜实质内有两种不同方向排列的平滑肌：环绕瞳孔周围者称瞳孔括约肌，受副交感神经支配，该肌收缩使瞳孔缩小；自瞳孔向周围呈放射状排列者称瞳孔开大肌，由交感神经支配该肌，该肌收缩使瞳孔开大。虹膜周缘与角膜交界处构成虹膜角膜角，又称前房角。

睫状体为中膜的最肥厚部分，位于巩膜与角膜移行处的内面，在水平断面上呈紫红色三角形，整体呈环形。睫状体前部较厚，其内侧面有许多呈放射状排列的突起，称睫状突，它发出睫状小带连于晶状体。睫状体内的平滑肌称睫状肌，该肌收缩与舒张，可使睫状小带松弛与紧张，从而调节晶状体的曲度。

脉络膜占中膜的后 2/3，位于巩膜内面，并与之疏松结合。脉络膜有营养眼内组织并吸收眼内分散光线等作用。

（3）视网膜（retina）：从前往后包括视网膜虹膜部、视网膜睫状体部和视网膜视部三部分。

将眼球内容物取出，观察视网膜。视网膜衬于虹膜和睫状体内面的黑色部分无感光作用，称为视网膜盲部；衬于脉络膜内面的橘黄色部分具有感光作用，称视网膜视部。视网膜视部和盲部交界处呈锯齿状，叫锯状缘，脉络膜与睫状体也以此为分界线。在视部后部视神经起始处有圆形的白色隆起，称视神经盘或称视神经乳头，此处无感光细胞，不能感光，故称生理盲点。在视神经盘颞侧稍偏下方有一黄色区域，称黄斑，其中央凹陷处称为中央凹，是感光最敏锐的部位。由瞳孔中央至黄斑中央凹的连线称视轴，与眼轴成锐角交叉。视网膜可分为内外两层：外层为单层色素上皮，称色素部；内层由三层神经细胞组成，称神经部。色素部和神经部之间结合疏松，病理情况下此两层极易分离，临床上称为视网膜剥离症。

2. 眼球内容物 包括房水、晶状体和玻璃体。这些结构不含血管、无色透明、具有屈光作用。角膜、房水、晶状体和玻璃体一起构成眼的屈光系统。

（1）房水（aqueous humor）：充满眼房内。将角膜、虹膜、晶状体、玻璃体按原位放好。角膜、虹膜之间的腔隙称眼前房，前房的周边称前房角或称虹膜角膜角；位于晶状体、睫状小带和虹膜之间的间隙称眼后房。前房借瞳孔与后房相通。

房水由睫状体产生，自眼后房经瞳孔进入眼前房，然后经虹膜角膜角渗入巩膜静脉窦，最后汇入眼静脉。房水具有折光、营养和维持眼内压的作用。

（2）晶状体（lens）：位于虹膜与玻璃体之间，为双面突起的透明结构，具有弹性，周缘借睫状小带连于睫状突。晶状体若因疾病或外伤而变混浊，临床上称为"白内障"。

（3）玻璃体（vitreous）：模型上，玻璃体为球形的白色结构，占据眼球内大部分体积，其前面凹陷，容纳晶状体。玻璃体除有屈光作用外，尚有支撑作用，若玻璃体混浊，眼前可见晃动的黑点，临床称"飞蚊症"。

（二）在活体上观察

请同学们相互之间进行观察。在活体眼球上辨认下列结构：角膜、巩膜、虹膜、瞳孔、前房。

（三）解剖猪眼球

按以下步骤解剖猪眼球。

（1）用剪刀将眼球周围的结缔组织、肌肉等结构剪除，保留视神经。

（2）沿角膜缘剪一小切口，把剪刀的一叶伸入角膜深面，思考此时剪刀的该到达的部位叫什么。沿角膜缘将角膜完整地剪下。观察角膜的厚度。人的角膜比猪角膜薄，只相当于猪角膜厚度的 1/3 ～ 1/2。

（3）观察瞳孔和虹膜：瞳孔很大，虹膜很窄呈环状。

（4）用剪刀将眼球沿赤道剪成前后两半，观察玻璃体：为无色透明的胶状物质。

（5）从后方观察眼球前半：透过玻璃体可看到晶状体，将玻璃体清除，用吸水纸将房水吸干，用镊子小心夹住晶状体，一边慢慢取出，一边仔细观察，可见晶状体连于睫状体间有许多细丝，为睫状小带。用剪刀把晶状体剪成左右两半，观察：晶状体实质由平行的晶状体纤维构成，周围部较软称晶状体皮质，中央部致密坚硬，称晶状体核。

（6）继续观察眼球前半，可见黑色与灰色交界处即为锯状缘，思考它是什么结构的分界线。

（7）将眼球前半纵行剪开或剪成左右两半。观察虹膜的后面，呈黑色，即视网膜虹膜部。虹膜向后附着于什么部位？

（8）观察脉络膜和睫状体。它们以锯状缘为界。睫状体内面的睫状突清晰可见。睫状体内面呈黑色，即视网膜睫状体部。

（9）观察眼球后半：视神经盘周围视网膜的血管和黄斑都看不清。在切口处很容易将视网膜神经部剥离，即灰色的一层。此层的外面呈黑色，为视网膜色素部，在锯状缘以前的黑色也为此层。病理情况下此两层分离，临床上称为视网膜剥离症。想想看充满于眼球内部的玻璃体有何作用。

（10）将器械洗净擦干，交还老师。将碎组织集中放好，课后由卫生值日同学倒垃圾堆处。

二、眼 副 器

眼副器（accessory organs of eye）包括睑、结膜、泪器、眼球外肌等。

（一）睑

在活体上观察，睑（palpebrae）俗称"眼皮"。睑分上睑和下睑，上、下睑之间的裂隙称睑裂。睑裂的内侧端为内眦，外侧端称外眦。睑的游离缘称睑缘，可分为前后两缘，睑缘的前缘有睫毛，睫毛根部有睫毛腺，此腺的急性炎症称麦粒肿。

（二）结膜

活体上观察，结膜（conjunctiva）为一层透明薄膜，富含血管。覆盖于眼睑内面的称睑结膜，覆盖于眼球巩膜前部表面的部分，称球结膜。睑结膜与球结膜相互移行反折形成结膜穹窿，其反折处分别构成结膜上穹和结膜下穹。上下睑闭合时，整个结膜囊形成的囊状腔隙称结膜囊。

（三）泪器

泪器（lacrimal apparatus）由泪腺和泪道组成。

1. 泪腺（lacrimal gland） 在眼眶解剖标本上观察：泪腺位于眶上壁前外侧部的泪腺窝内，其排泄管开口于结膜上穹。

2. 泪道（nasolacrimal duct） 包括泪点、泪小管、泪囊和鼻泪管。在显示泪道的标本上观察：泪点位于上下睑缘的内侧端并分别连于上下泪小管。泪小管开口于泪囊，泪囊位于眶内侧壁前下部的泪囊窝内。泪囊的上端为盲端，向下移行为鼻泪管，开口于下鼻道前部。

（四）眼球外肌

眼球外肌（extraocular muscles）（图68）的名称、起止、作用如下。

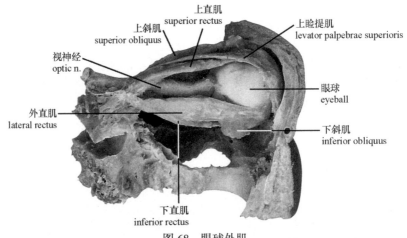

图 68 眼球外肌

1. 名称 眼球外肌有7块，都是骨骼肌。其中一块为上睑提肌，可提上睑，另外6块运动眼球，包括4块直肌、2块斜肌。在显示眼外肌的标本上观察。上睑提肌和上直肌位于眼球和视神经的上方，其中上方较小者称上睑提肌，下方较大者称上直肌。上斜肌和内直肌位于眼球与视神经的内侧，上方较细者称上斜肌，下方较粗者称内直肌。下直肌和外直肌分别位于眼球和视神经的下方和外侧。下斜肌位于眶下壁与下直肌之间。

2. 起止 直肌共同起自视神经管周围的总腱环，向前分别止于巩膜前部的上下内侧和外侧面，上斜肌起自总腱环，通过眶内侧壁前上方的滑车，然后转向后外，止于眼球赤道平面后外侧面的巩膜，从前面观察下斜肌，下斜肌起自眶下壁内侧部，向后外止于眼球赤道平面后外侧的巩膜。

3. 作用 上睑提肌可上提上睑，其他6块眼外肌运动眼球。判断眼球运动的标志是眼球前极，也可以是瞳孔。眼球前极向上运动则表示眼球转向上，反之则表示眼球转向下；眼球前极向内侧运动则表示眼球转向内，反之则表示眼球转向外。

运动眼球的各肌收缩时的作用如下：上直肌，使瞳孔转向内上；下直肌，使瞳孔转向内下；内直肌，使瞳孔转向内侧；外直肌，使瞳孔转向外侧；上斜肌，使瞳孔转向外下；下斜肌，使瞳孔转向外上。

眼球的正常运动是两眼数条肌肉协同作用的结果。如侧视时，一侧眼的外直肌和另一侧眼的内直肌同时收缩,方可完成。当一侧眼肌麻痹时,可出现斜视和复视现象。

三、眼 的 血 管

(一)眼的动脉

眼动脉发自于颈内动脉颅内段,其和视神经一起穿视神经管入眶,分支营养眼球与眼副器,其中最重要的分支为视网膜中央动脉。在模型上观察,视网膜中央动脉行于视神经内,穿视神经盘分支分布于视网膜神经部。

(二)眼的静脉

视网膜中央静脉与视网膜中央动脉伴行。涡静脉有四条,通过眼球模型的后半部观察涡静脉。眼上静脉和眼下静脉均起自眶的前内侧部,收集眶内诸结构的血液。眼静脉无静脉瓣,向前与面静脉吻合,向后入海绵窦,故面部感染可经眼静脉侵入海绵窦引起颅内感染。

【课堂互动与提问】

(1)眼球壁可分哪几层?每层上面各有哪些重要结构?

(2)试述房水的产生、循环途径。若房水循环发生障碍,可产生哪些后果?

(3)泪液的分泌及排泄途径如何?

(4)眼球内有哪些平滑肌?各有何功能?

(5)简述运动眼球的肌肉的名称、作用及其神经支配。

(杨咏梅)

第十二章 前庭蜗器

【实验目的与要求】

（1）了解前庭蜗器的组成。

（2）了解外耳的组成，掌握外耳道的形态、分部，鼓膜的位置、形态、分部。

（3）了解中耳的组成，掌握鼓室的位置，各壁的名称，主要结构及毗邻；了解听小骨的名称、位置、连结、作用；了解咽鼓管的形态、交通、作用及小儿咽鼓管的特点；熟悉乳突小房和乳突窦的位置；了解听小骨肌。

（4）掌握内耳的位置，骨迷路和膜迷路的分部及各部的形态、位置，内耳感受器的名称、位置、作用。

（5）了解声波的传导途径。

【实验重点】

（1）外耳道形态、分部，鼓膜的位置、形态、分部。

（2）鼓室的位置、各壁的名称、主要结构、毗邻，听小骨，咽鼓管。

（3）内耳骨迷路的位置、分部，膜迷路的位置、分部。

【实验材料】

（1）耳的模型。

（2）游离鼓膜、听小骨及内耳模型。

（3）标本。

【注意事项】

（1）本实验观察以模型为主，注意保护模型。

（2）把模型看懂后再进行标本学习，内耳结构的形态较小，注意对照模型仔细分辨他的不同组成部分的结构特征。

【实验观察】

前庭蜗器又称耳（图 69），包括前庭器和蜗器，两者功能不同，但结构关系密切。耳按部位可分为外耳、中耳和内耳。接受声波和头部位置觉刺激的感受器位于内耳。

一、外　　耳

外耳（external ear）包括耳郭、外耳道和鼓膜三部分，其作用是收集和传递声波。

（一）耳郭

在活体上观察。耳郭（auricle）大部分以软骨作支架，摸上去较硬。下方的一小部分内无软骨，含结缔组织和脂肪，称耳垂，是临床上采血的常用部位。

（二）外耳道

在耳模型上观察。外耳道（external acoustic meatus）为外耳门至鼓膜之间的管道，其外侧 1/3 以软骨作支架，朝向内后上，称软骨性外耳道；内侧 2/3 以骨作支架，朝向内前下，称骨性外耳道。故外耳道并非笔直，临床检查鼓膜时，应将耳郭向后上牵拉，使外耳道变直才能窥见鼓膜。

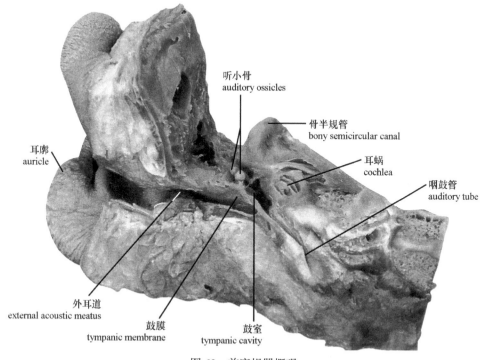

图 69　前庭蜗器概观

（三）鼓膜

在耳模型上观察。鼓膜（tympanic membrane）位于外耳道底与中耳鼓室之间，椭圆形半透明薄膜。其外侧面向前下外侧倾斜，与外耳道前壁、下壁构成约 45° 角。中心向内凹陷，称鼓膜脐。鼓膜上 1/4 的三角区为松弛部，下 3/4 为紧张部。在鼓膜脐的前下方有一三角形反光区称光锥，它是经过外耳道观察到的鼓膜反光区。在活体检查时，中耳的一些疾患可以引起光锥改变或消失。

二、中　耳

中耳（middle ear）包括鼓室、听小骨、咽鼓管、乳突窦和乳突小房。

（一）鼓室

鼓室（tympanic cavity）位于颞骨岩部内，鼓膜与内耳外侧壁之间，向前经咽鼓管通咽腔，向后与乳突小房相通，为一不规则的含气小腔，内有听小骨、肌肉、血管和神经等。在显示鼓室的颞骨标本上观察，在此标本上请先分清前后、上下、内外侧六个方位，然后再观察鼓室的六个壁。

1. 上壁　即鼓室盖，称盖壁。其为分隔鼓室与颅中窝的一薄层骨板，故鼓室炎症可波及颅内。

2. 下壁　为颈静脉壁，也是一层薄骨板，分隔鼓室与颈内静脉起始部。此壁的下面是颈静脉窝。

3. 前壁　为颈动脉壁，即颈动脉管的后壁。此壁前下方有颈动脉管，内有颈内动脉通过。前壁的上部，可见两个不完全分隔开的小管，对照骨标本进行观察，位于上方者称鼓膜张肌半管、下方者称咽鼓管半管，两者合称肌咽鼓管。在活体上两个小管是完全隔开的，鼓膜张肌半管容纳鼓膜张肌。咽鼓管半管形成咽鼓管，经咽鼓管鼓室口通鼓室。

4. 后壁 为乳突壁，其后方是乳突。乳突内的含气小腔，称乳突小房。其中最大的含气空腔称乳突窦，位于鼓室的后上方，向前经乳突窦入口通鼓室。锥隆起位于乳突窦入口的下方，内藏镫骨肌，它是人体最小一块骨骼肌。

5. 内侧壁（图70） 为迷路壁，是内耳的外侧壁。此壁中部隆凸，称为岬。岬的后上方为前庭窗，被镫骨底板所封闭；后下方为蜗窗，为膜所封闭，此膜称第二鼓膜。位于前庭窗后上方的弓形隆起，称面神经管凸，其深面有面神经通过。紧接面神经管凸的后上方为外半规管凸，近水平位，是内耳外半规管的所在处。

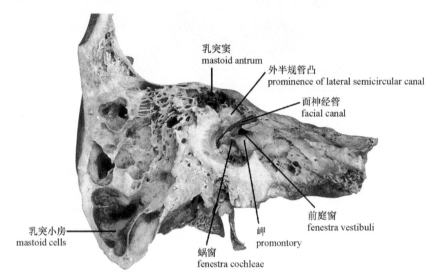

图 70 鼓室内侧壁

6. 外侧壁 为鼓膜壁，主要由鼓膜构成。

（二）听小骨

听小骨（auditory ossicles）（图71）位于鼓室内，有三块，由外向内依次为锤骨、砧骨和镫骨。在塑料耳膜型上观察。锤骨呈鼓槌状，膨大一端为锤骨头，下端较细为锤骨柄，附着于鼓膜脐内面。砧骨呈牙齿状，膨大部分与锤骨头相接，称砧骨体；两个突起，一长一短，分别叫长脚和短脚，长脚向内侧与镫骨头相接。镫骨底封闭前庭窗，三骨间以关节连成听小骨链。

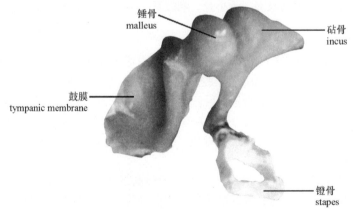

图 71 听小骨

（三）咽鼓管

咽鼓管（pharyngotympanic tube）为连通鼻咽部与鼓室的通道。其后外侧 1/3 为骨部，其外侧端以咽鼓管鼓室口开口于鼓室前壁；前内侧 2/3 为软骨部，其内侧端以咽鼓管咽口开口于鼻咽部侧壁，此口平时闭合，当吞咽或呵欠时开放，故咽部感染易经此管侵入鼓室继发中耳炎。

（四）乳突窦和乳突小房

乳突小房（mastoid cells）为颞骨乳突内的含气小腔，彼此通连，其前部扩大为较大的腔，称乳突窦（mastoid antrum），乳突窦向前经乳突窦入口通鼓室，故中耳炎可蔓延至乳突窦和乳突小房。

三、内　耳

内耳（internal ear）位于颞骨岩部内，鼓室与内耳道底之间，为一系列构造复杂的管道，又称迷路，包括骨迷路和套在其内的膜迷路两部分。骨迷路（bony labyrinth）位于鼓室内侧、颞骨岩部内，从后外向前内由骨半规管、前庭和耳蜗组成。膜迷路（membranous labyrinth）由椭圆囊和球囊、膜半规管、蜗管组成，位置觉和听觉感受器位于膜迷路的膜上。

（一）骨迷路

骨迷路（图 72）由以下几部分组成。

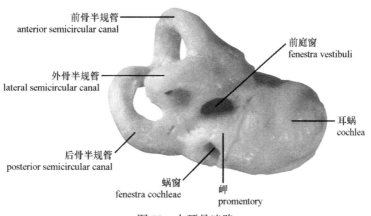

图 72　右耳骨迷路

1. 前庭（vestibule）　居骨迷路中部，前通耳蜗，后通骨半规管，外侧壁上的前庭窗被镫骨底封闭。

2. 骨半规管（bony semicircular canals）　三个骨半规管呈 "C" 形，互相垂直。位置最高者称前骨半规管，大致呈水平位者为外骨半规，位置靠后者为后骨半规管。每个骨半规管均有一个单骨脚和一个壶腹骨脚，后者在近前庭处的膨大称骨壶腹，前后骨半规管的单骨脚合成一总骨脚。

3. 耳蜗（cochlea）　位于前庭前方，形似蜗牛壳。尖朝前外，称为蜗顶；底朝向内耳道底，称为蜗底。耳蜗由中央的蜗轴及环绕蜗轴盘旋两圈半的蜗螺旋管构成。蜗轴发出骨螺旋板伸入蜗螺旋管内，与膜迷路的蜗管一起将之分为上方的前庭阶和下方的鼓阶，中间是膜性蜗管。前庭阶和鼓阶在蜗底处分别与前庭窗和蜗窗相接，在蜗顶处借蜗孔彼此相通。

（二）膜迷路

膜迷路（membranous labyrinth）由以下几部分组成。

1. 椭圆囊（utricle）和球囊（saccule） 位于前庭内，前方为球囊，通蜗管；后上方为椭圆囊，通膜半规管；两囊间有小管连通。在椭圆囊和球囊壁上分别有椭圆囊斑和球囊斑，它们是位觉感受器，能感受头部直线变速运动的刺激。

2. 膜半规管（semicircular ducts） 套于骨半规管内，在各骨壶腹内，膜半规管也有相应膨大的膜壶腹。膜壶腹壁上有壶腹嵴，亦为位觉感受器，能感受头部旋转运动的刺激。

3. 蜗管（cochlear duct） 套于蜗螺旋管内，盘绕蜗轴两圈半。蜗管横断面呈三角形，上壁与前庭阶相邻，为前庭膜；下壁与鼓阶相邻，称为螺旋膜或基底膜，其上有听觉感受器，称为螺旋器或 Corti 器。

四、听觉的空气传导途径

耳郭收集声波经外耳道传至鼓膜，引起鼓膜振动并牵引听小骨链运动，听骨链将声波转换成机械振动并加以放大，使镫骨底在前庭窗来回摆动，引起前庭阶外淋巴波动，经蜗顶处的蜗孔传至鼓阶的外淋巴，第二鼓膜可随之振动，外淋巴的波动引起膜性的蜗管内的内淋巴波动，刺激基底膜上的螺旋器，产生神经冲动，经蜗神经传至脑，产生听觉。

【课堂互动与提问】

（1）耳由哪几部分组成？

（2）鼓室由哪六壁围成？各壁上各有哪些结构？正常情况下鼓室内的气体如何与大气沟通？

（3）听骨链由外向内依次是哪些骨？封闭前庭窗的是什么骨？

（4）内耳分哪三部分？耳内的感受器有哪些？各位于何处？

（5）正常情况下声音是怎样传导的？

（杨咏梅）

第五篇 神 经 系 统

第十三章 中枢神经系统

第一节 脊 髓

【实验目的与要求】

（1）掌握脊髓的位置、外形、脊髓节段的概念。

（2）熟悉脊髓节段与椎骨的对应关系。

【实验难点】

终丝，脊髓表面的浅沟，脊神经前、后根根丝，脊髓横切面结构。

【实验材料】

1.标本

（1）椎管（示脊髓位置、马尾、终丝）。

（2）离体脊髓（示脊髓外形）。

（3）脊髓横切（示灰白质）。

2.模型

脊髓与脊神经组成。

【注意事项】

脊髓标本较脆弱，易损伤，注意爱护，观察过程中禁用任何器械。

【实验观察】

一、观察脊髓的位置

在打开椎管的标本上观察：脊髓位于椎管内，外包被膜，其上端在枕骨大孔处与脑相连；下端在新生儿平齐第3腰椎，在成人平齐第1腰椎下缘。

二、观察脊髓的外形

取离体脊髓标本观察。脊髓呈圆柱状，前后稍扁（图73～图75）。脊髓上端为切断面；下端变细呈圆锥形，叫脊髓圆锥，自其尖向下延的细丝，称终丝。脊髓上部略膨大的部分称颈膨大，与分布至上肢的脊神经根相连；脊髓下段（在脊髓圆锥的上方）也略为膨大，称腰骶膨大（不如颈膨大明显），与分布至下肢的脊神经根相连。脊髓前面中线上有一深沟，叫前正中裂；后面中线上有一浅沟，称后正中沟。连于脊髓前外侧面的脊神经根丝是前根的根丝，粗细不均，排列也不太整齐，其附着处是前外侧沟；连于脊髓后外侧面的脊神经根丝是后根的根丝，较前根根丝粗大、均匀，排列很整齐，其附着处是后外侧沟。上述六条沟均纵贯脊髓全长。在脊髓上段后面，找到后正中沟，在此沟的两侧各有一条很浅的沟，叫后中间沟，只见于脊髓胸上段以上。

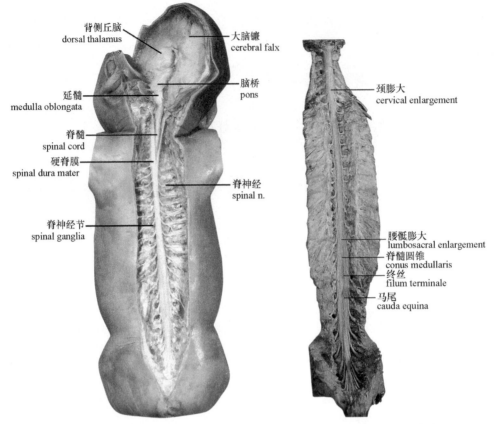

图 73 婴儿脊髓

图 74 成人脊髓

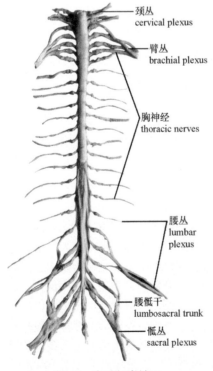

图 75 脊髓与脊神经

在脊髓标本和模型上任选一条脊神经根，观察它的根丝附于脊髓的范围。每对脊神经前、后根丝所连的那一小段脊髓，称为一个脊髓节段。脊神经有 31 对，故脊髓节段为 31 个（在标本上不必数它的总数）。各脊髓节段的名称与其相连的脊神经的名称一致。例如，8 对颈神经所连的 8 个脊髓颈段统称脊髓颈段，第一对颈神经所连的脊髓节段叫脊髓颈段第一节或称脊髓第一颈节；12 对胸神经所连的 12 个脊髓节段统称脊髓胸段，第一对胸神经所连的脊髓节段叫脊髓胸段第一节或脊髓第一胸节。其余以此类推。

在脊髓标本上可见脊神经根丝大都斜向外下行。脊髓腰、骶、尾段的脊神经根或根丝几乎垂直下行，这样，在脊髓下端以下，可见很多脊神经根丝围绕终丝，形似马尾状，则称马尾。

三、观察脊髓的内部结构

取用两块小玻片封存的脊髓横断面标本观察。标本上有两个脊髓切面，其中较小近圆形的是胸段的切面；另一个较大略呈椭圆形的是颈膨大的切面（图 76～图 78）。

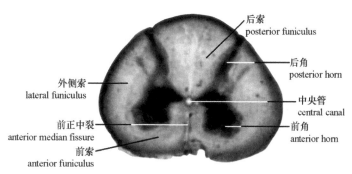

图 76　颈段脊髓

观察胸段切面，其深部有一呈"H"形区域，颜色与其周围的结构不同，此"H"区域是脊髓灰质。它的周围是脊髓白质。灰质向前伸出的部分短而粗，叫前角；向后伸出的部分细而长，叫后角；向外侧伸出的小突起，叫侧角。"H"形的"—"部分叫灰质连合。其中央有一不易看清的孔，是脊髓中央管的切面。观察颈膨大切面，可见它的前角非常肥大、后角

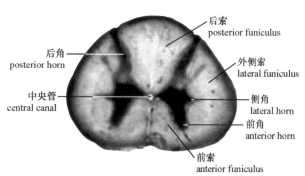

图 77　胸段脊髓

细小，无侧角，灰质连合清晰。脊髓白质可分为三部分：位于后正中沟与后外侧沟之间的部分称后索；位于前、后外侧沟之间的部分称外侧索；位于前外侧沟与前正中裂之间的部分叫前索。左右前索在前正中裂底与灰质连合之间互相连续，此处的白质叫白质前连合。

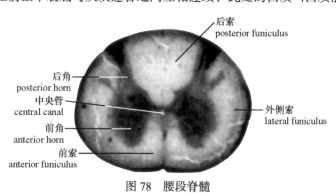

图 78　腰段脊髓

【课堂互动与提问】

（1）新生儿和成人脊髓下端各位于何处？

（2）解释脊髓圆锥、终丝、马尾、脊髓节段。

（3）脊髓灰质前角、后角、侧角各有哪些主要神经核，其纤维联系和主要功能如何？

（4）脊髓白质内的主要上、下行纤维束的名称、位置、起止和功能如何？

（5）默画一个脊髓横切面图，并标出各结构的名称。

（彭田红）

第二节 脑 干

【实验目的与要求】

（1）掌握脑的分部，脑干的组成、外形结构；第四脑室的位置和连通。

（2）对脑干内的脑神经核的位置、性质建立一个立体概念，对锥体束下行途径和皮质核束的终止建立一个立体概念。

（3）学习脑干内构的目的和要求参见"脑干内构"课堂教学。

【实验难点】

（1）脑干菱形窝的结构，第四脑室的构成和连通。

（2）脑干内脑神经核的位置。

【实验材料】

1.标本

（1）整脑。

（2）脑干。

（3）脑正中矢状切面（示第四脑室）。

2.模型

（1）脑干大模型。

（2）透明脑干电动模型。

（3）整脑。

【注意事项】

脑标本脆弱应切实爱护，严禁使用任何器械。使用模型时，禁用钢笔类的东西接触模型，更不允许在模型上写画，以免污损。

【实验观察】

在整脑模型上对照教材分清脑的各部分，即端脑、间脑、小脑、中脑、脑桥和延髓，后三者合称为脑干。

一、脑干的外形

（一）在脑干模型上观察

对照教材上的脑干图，分清脑干的上、下端和前、后面（腹背面）。

1.脑干的腹侧面（图79）

（1）延髓（medulla oblongata）：为脑干下段的细小部分，形似倒置的锥体。其下端较细，于枕骨大孔处与脊髓相连。延髓前面正中线上的深沟叫前正中裂，与脊髓的前正中裂相续。前正中裂两侧的纵行隆起称锥体，由巨大的下行纤维束（锥体束）构成。在双侧锥体的下端，左右侧的锥体束的纤维交替越边（致前正中裂发生扭曲），称锥体交叉。每侧锥体的后外侧有一个卵圆形隆起，叫橄榄，其深面有下橄榄核。橄榄与锥体之间的纵沟称前外侧沟，有舌下神经根丝穿出。在橄榄的后外侧有一呈板状排列的神经根丝，从上而下依次是第Ⅸ、第Ⅹ、第Ⅺ脑神经的根丝，在此部三者根丝难以区分。紧接其下方，还可见到7～8条神经根丝合成一干（脑干大模型上），是副神经的脊髓根。

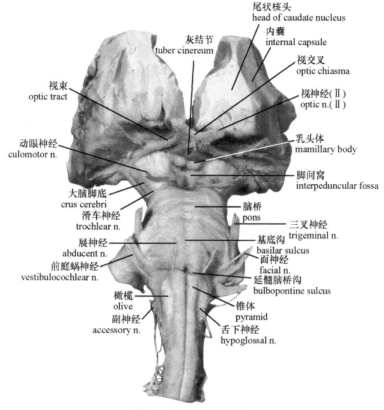

尾状核头
head of caudate nucleus

内囊
internal capsule

灰结节
tuber cinereum

视交叉
optic chiasma

视束
optic tract

视神经(Ⅱ)
optic n.(Ⅱ)

动眼神经
culomotor n.

乳头体
mamillary body

脚间窝
interpeduncular fossa

大脑脚底
crus cerebri

脑桥
pons

滑车神经
trochlear n.

三叉神经
trigeminal n.

展神经
abducent n.

基底沟
basilar sulcus

前庭蜗神经
vestibulocochlear n.

面神经
facial n.

延髓脑桥沟
bulbopontine sulcus

橄榄
olive

锥体
pyramid

副神经
accessory n.

舌下神经
hypoglossal n.

图 79　脑干（腹面观）

（2）脑桥（pons）：腹侧面明显膨隆，称脑桥基底部，其正中线上的纵行浅沟称基底沟，容纳基底动脉。基底部向两侧逐渐缩细的部分称小脑中脚，两者交界处有粗大的三叉神经根。脑桥和延髓腹侧面的分界是横行的延髓脑桥沟。附于此沟内的神经根，从正中线向两侧依次是展神经、面神经、中间神经（较小，最后加入面神经，成为面神经的一部分，故面神经又称中间面神经）和前庭蜗神经。延髓脑桥沟的外侧端是脑桥、延髓和小脑的交接处，称脑桥小脑三角。

（3）中脑（midbrain）：腹侧为一对粗大纵行的柱状结构，称大脑脚。两脚之间的深窝叫脚间窝。窝底称后穿质，有血管穿过。在窝的下部、大脑脚内侧面附有动眼神经根。

2. 脑干的背侧面（图80）　延髓上段的背面和脑桥的背面共同构成一个菱形的凹陷，叫菱形窝。延髓下段的后面与脊髓形态相似，有后正中沟、后中间沟和后外侧沟，均与脊髓同名沟相续。脊髓后索中的薄束（在内侧）和楔束（在外侧）上行到菱形窝下角的外侧处增宽并略隆起，分别叫薄束结节和楔束结节，后者在前者的稍外上方，紧接楔束结节的外上方是小脑下脚，连于小脑。

观察菱形窝：其上外侧界为两侧小脑上脚；下外侧界自内下向外上依次为薄束结节、楔束结节和小脑下脚。从菱形窝的两外侧角横行至中线的数条细长隆起，称髓纹，是延髓和脑桥在背面的分界线。从菱形窝上角沿正中线至其下角的纵行沟，叫正中沟（勿与后正中沟混淆），它向下通中央管，向上通中脑水管。此沟将菱形窝分为左右对称的两半。正中沟两侧各有一条与之大致平行的沟，叫界沟。正中沟与界沟之间的纵行隆起叫内侧隆起。每侧内侧隆起在髓纹的上方有一圆形隆凸，叫面神经丘（深面有面神经膝和展神经核）；在髓纹下方又分成

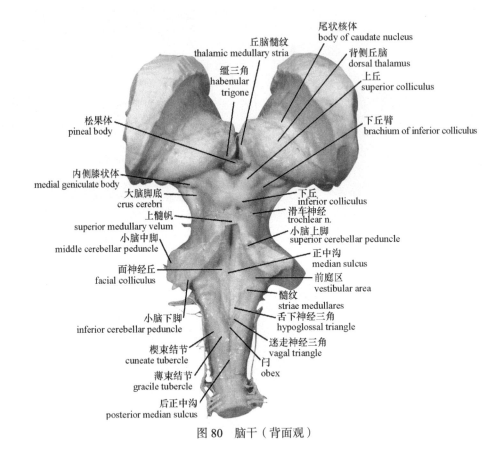

图 80　脑干（背面观）

两部分，即上内侧部的小三角区叫舌下神经三角（深面有舌下神经核）和下外侧部呈长梭形区域叫迷走神经三角（深面有迷走神经背核）。迷走三角与菱形窝下外侧界之间的狭带状区称最后区。界沟上端的外侧，在新鲜脑标本上略呈黑蓝色，叫蓝斑（内含蓝斑核）。界沟外侧的三角区域叫前庭区（深面有前庭神经核）。前庭区的外侧角有一小隆起，叫听结节（深面有蜗神经后核），模型上未显示。

中脑背面可见两对圆形隆起，上方一对叫上丘，下方一对叫下丘。由上、下丘的外侧向前外侧各伸出一条横行隆起，分别叫上丘臂和下丘臂。下丘下方有滑车神经出脑。

（二）在脑干标本上辨认下述结构

延髓前正中裂、锥体、锥体交叉、橄榄、延髓脑桥沟、脑桥小脑三角、脑桥基底部、基底沟、小脑中脚、三叉神经根、大脑脚、脚间窝、动眼神经根、薄束结节、楔束结节、小脑下脚、菱形窝、小脑上脚、正中沟、内侧隆起、面神经丘、髓纹、舌下神经三角、迷走神经三角、前庭区、上丘、下丘、上丘臂、下丘臂。

在脑干标本上，第Ⅲ～第Ⅻ对脑神经根大多已损坏，试将残留的脑神经根或根丝辨认清楚。还可找一个较新的整脑标本，辨认一下第Ⅲ～第Ⅻ对脑神经根。

二、第 四 脑 室

在脑正中矢状切开（半脑）标本和玻璃钢脑模型上观察。

参阅教材上的脑正中矢状切面图，观察脑的正中矢状切标本或模型。认清脑干的三部分。

在中脑内可见一纵行小管腔，叫中脑水管。脑干后方是小脑的切面。在延髓、脑桥和小脑之间，可见一个似三角形的空腔，称第四脑室（整体呈四棱锥体形）。第四脑室（floor of fourth ventricle）的底即菱形窝，由脑桥和延髓上段的背面构成。第四脑室的顶朝向小脑，其前上部由两侧小脑上脚及其之间的上髓帆（即由小脑连至中脑的薄层白质）构成；后下部由下髓帆（亦为薄层白质，与上髓帆以锐角会合，伸入小脑）和第四脑室脉络组织构成。第四脑室脉络组织位于下髓帆与菱形窝下角之间，构成顶后下部的绝大部分，它由软脑膜和血管覆盖在室管膜的外面而构成，很薄，标本上多已破坏，故第四脑室顶的后下部的大部分，在标本上见到的是空缺。观察脑的腹侧面，在舌咽神经和迷走神经根丝的外侧处，可见一团菜花样结构，是第四脑室脉络丛延伸至外侧孔的部分。脉络丛是脉络组织突入脑室腔而成，可产生脑脊液。

第四脑室脉络组织在菱形窝下角上方有一个孔，叫第四脑室正中孔。第四脑室自菱形窝外侧角向外侧延伸，绕过小脑下脚再转向腹侧，形成第四脑室外侧隐窝，其开口叫第四脑室外侧孔，位于舌咽神经和迷走神经根丝的外侧。第四脑室向上通中脑水管；向下通中央管；经正中孔和外侧孔与脑周围的蛛网膜下隙相通。

三、脑干的内部结构

在透明脑干模型上观察。先辨明模型的前、后面，认清延髓、脑桥和中脑。然后接通电源，按照开关上标明的脑神经核名称逐个开开关（每次一个，看清后关掉，再开另一个），观察每个核的位置。看清所有脑神经核并熟悉它们的位置后，切断电源，再观察下列内容。

（一般）躯体运动核：动眼神经核、滑车神经核、展神经核、舌下神经核都染成红色，位置靠近正中线。

特殊内脏运动核：三叉神经运动核、面神经核、疑核、副神经核也都染成红色，位置在躯体运动核的腹外侧。

一般内脏运动核（副交感核）：动眼神经副核、上泌涎核、下泌涎核、迷走神经背核都染成黄色。

脑神经各感觉核：三叉神经中脑核、三叉神经脑桥核、三叉神经脊束核、前庭神经核、蜗神经核、孤束核被染成蓝色或绿色，位置偏外侧。

在此模型上，还可以看到位于中脑内的红核（呈鲜红球形）、黑质（位居红核的腹外侧，呈黑块状）、上丘深面的上丘灰质、下丘深面的下丘核；位于延髓橄榄深面的下橄榄核；锥体束（每侧一大束白色塑料线）的大致走行情况。

结合教材插图，复习脑干断面相关结构。

【课堂互动与提问】

（1）脑包括哪几部分？脑干包括哪几部分？

（2）第Ⅲ～Ⅻ对脑神经附于脑干的什么部位？

（3）在模型上，把你学过的脑干各外形结构指出来。

（彭田红）

第三节　小脑　间脑

【实验目的与要求】

（1）掌握小脑的位置、外形、分叶，熟悉其内部结构，了解其功能。

（2）掌握间脑的位置、外形、分部，背侧丘脑核团的划分，下丘脑位置、外形，后丘脑包括的结构，第三脑室位置和连通。

【实验难点】

（1）小脑小结、绒球，小脑三对脚。

（2）间脑位置、分部及各部外形。

【实验材料】

1. 标本

（1）整脑。

（2）脑干。

（3）分离小脑。

（4）脑正中矢状切（示第三脑室）。

（5）小脑半球水平切。

2. 模型

（1）脑干大模型。

（2）小脑。

（3）整脑。

【注意事项】

脑标本脆弱应切实爱护，严禁使用任何器械。使用模型时，禁用钢笔类的东西接触模型，更不允许在模型上写画，以免污损。

【实验观察】

一、小　　脑

（一）取小脑模型观察

取小脑模型观察（图81，图82），小脑（cerebellum）位于颅后窝内。先对照整脑模型

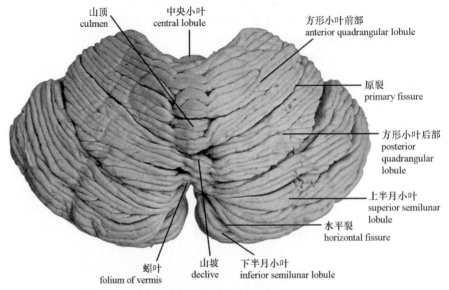

图 81　小脑（上面观）

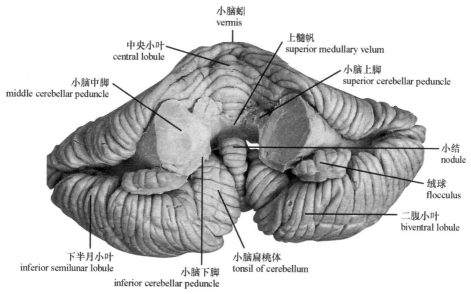

图 82 小脑（下前面观）

弄清小脑的解剖方位，再观察其外形。小脑的上面较平坦；下面较隆凸；后部的凹陷较窄而浅；前部的凹陷较大而深，容纳脑干。小脑中部狭细称小脑蚓，两侧膨大部分叫小脑半球。在小脑上面约前 1/3 和后 2/3 交界处有一深沟，叫原裂。在小脑半球下面的前内侧有一约拇指末节大小的隆起，叫小脑扁桃体，靠近枕骨大孔，紧邻延髓两侧。小脑蚓的上面比小脑半球略高；下面则凹陷于两半球之间，从前往后依次为小结、蚓垂、蚓锥体和蚓结节。小结向两侧延伸为绒球脚，其前外侧端膨大称绒球。在小结和绒球的后方有一深沟，叫后外侧裂。小脑可分为三叶：绒球小结叶，包括小结、绒球脚和绒球；前叶，即原裂以前的部分；后叶，即原裂以后的部分。观察小脑与脑干相连处的切断面（表面较光滑的部分）。每侧靠外侧的大的断面（位于绒球的上内方）是小脑中脚，其下内侧是小脑下脚，上内侧为小脑上脚。在此断面上三个脚没有明确的界线。两侧小脑上脚之间的断面是上髓帆。

（二）在小脑标本上辨认下列结构

小脑蚓、小脑半球、小脑扁桃体、绒球、小结、原裂、后外侧裂、小脑三对脚、上髓帆。

（三）对照教材小脑水平切面图，观察小脑的厚切片和小脑大模型水平面

小脑表面一层颜色较深为灰质，叫小脑皮质，并延伸至沟和裂的底。皮质的深面颜色较浅为白质，称小脑髓质。髓质中的灰质团块称小脑核，其中最大、位于最外侧呈锯齿状的叫齿状核，还有三对（栓状核、球状核、顶核）可在模型上辨认。

二、间 脑

间脑（diencephalon）分为背侧丘脑、后丘脑、下丘脑、上丘脑和底丘脑五部分。内有一矢状位的窄隙，叫第三脑室。

（一）在模型上观察

1. 取脑干大模型、对照教材脑干外形插图观察 从模型的后上方看，位于中脑上方有一对较大似卵圆形结构是背侧丘脑，其背面（上面）和后端游离，显而易见；内侧面也是游离的（待

后观察）。在背侧丘脑的上外侧有一呈前后方向的弓形隆起，叫尾状核（属端脑）。背侧丘脑背面的外侧与尾状核之间以终纹为界。背侧丘脑前端的背面较窄并向上隆起，叫丘脑前结节；后端膨大称丘脑枕（图 83）。

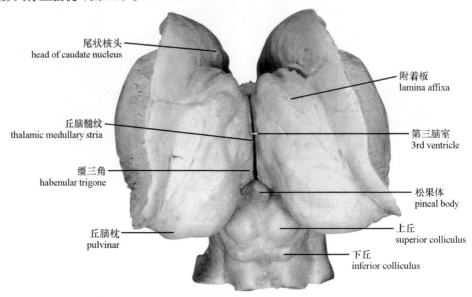

图 83　间脑（背面观）

在上丘的上方，可见一个伸向后下方的突起，叫松果体。其前上方的横行结构叫缰连合。缰连合两端各连至小的三角区，叫缰三角。自缰三角的前端，沿背侧丘脑背面和内侧面交界处前行的细条状结构，叫丘脑髓纹。在缰连合的下方、松果体的前方的横位索状结构叫后连合。上述各结构均属上丘脑。

在丘脑枕的下方有两对圆形隆起，分别称内侧膝状体和外侧膝状体，两者组成后丘脑。

从模型的腹侧面观察。两侧视神经后端结合在一起，叫视交叉。自视交叉向后外侧延续为视束。视交叉后方有稍隆起的灰结节。灰结节向下的漏斗状突起叫漏斗，其下端变细接垂体（模型上未显示）。灰结节后上方的一对隆起叫乳头体。上述各结构均属于下丘脑的结构。

2. 取玻璃钢整脑模型观察　将整脑模型分开，从内侧面观察。自中脑水管上端向前，继而转向上的浅沟，叫下丘脑沟。此沟的前上端终于一个小孔，叫室间孔（有的模型未显示）。下丘脑沟的后上方即背侧丘脑的内侧面，在其前部可见到丘脑间黏合的断面。下丘脑沟的前下方是下丘脑。

第三脑室即位于双侧的背侧丘脑和下丘脑之间的窄裂隙。它向后下通中脑水管，经双侧室间孔通两侧的侧脑室（以后学）。其顶部可见一片含有血管的紫色结构，是第三脑室脉络丛，在室间孔与侧脑室脉络丛相连续。

底丘脑位于下丘脑的后外侧、背侧丘脑的下方，在上述模型上无法显示。

3. 取显示背侧丘脑和下丘脑内部结构的模型，对照教材上背侧丘脑核团图和下丘脑主要核团图观察。

（二）在脑干标本上辨认下列结构

丘脑前结节、丘脑枕、尾状核（属于端脑）、视神经、视束、漏斗、灰结节、乳头体、松果体、缰三角、缰连合、内侧膝状体、外侧膝状体。

（三）在脑正中矢状切面标本上辨认以下结构

背侧丘脑、丘脑间连合断面、下丘脑沟、室间孔、后连合断面、乳头体、漏斗、视交叉的断面、第三脑室的大致范围。

【课堂互动与提问】

（1）小脑分哪几部分？各部的主要纤维联系和功能如何？

（2）间脑分哪几部分？背侧丘脑腹后核和内、外侧膝状体的纤维联系及其功能如何？

（欧阳四新）

第四节　端　脑

【实验目的与要求】

（1）掌握大脑半球的形态、分叶，主要沟、回的名称；基底核的组成，新、旧纹状体概念；侧脑室的位置、分部和连通。

（2）掌握内囊的位置、分部，熟悉胼胝体的位置、分部，边缘叶的组成。

【实验难点】

（1）小脑小结、绒球，小脑三对脚。

（2）间脑位置、分部及各部外形。

【实验材料】

1. 标本

（1）整脑。

（2）脑正中切。

（3）侧脑室。

（4）示岛叶标本。

（5）大脑半球颞、枕叶（示海马和齿状回）。

（6）小脑、大脑半球水平切。

2. 模型

（1）整脑。

（2）大脑半球。

【注意事项】

脑标本脆弱应切实爱护，严禁使用任何器械；使用模型时，禁用钢笔类的东西接触模型，更不允许在模型上写画，以免污损。

【实验观察】

一、端脑的外形

（一）在脑模型上观察

取整脑模型观察。端脑主要由左、右两个大脑半球组成。两个半球之间有一矢状位的深裂，叫大脑纵裂。裂的底部有连结两侧半球的大束纤维结构，叫胼胝体。两侧半球的后部与小脑之间是近水平的大脑小脑裂（教材上称大脑横裂）。每个大脑半球的表面都布满着深浅不一的沟，统称大脑沟。沟与沟之间的隆起部分统称大脑回。每个脑的沟和回都不一样，即使同一脑的左右大脑半球的沟和回也不尽相同。

取一侧大脑半球塑料模型或将整脑模型分开,观察大脑半球。辨明其解剖方位(上下、前后、内外侧)。一侧大脑半球分为上外侧面、内侧面和下面。其中上外侧面最宽大。上外侧面与内侧面的分界是大脑半球上缘;上外侧面与下面的分界是大脑半球下缘。

1. 大脑半球的上外侧面 参阅教材的大脑半球上外侧面插图观察(图84,图85)。

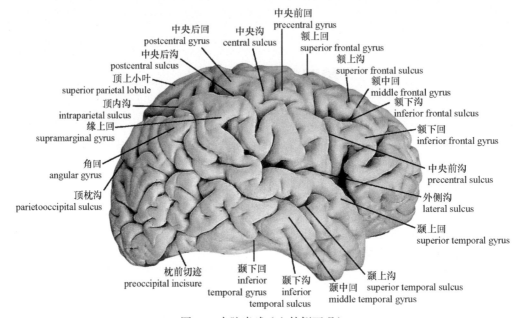

图84 大脑半球(上外侧面观)

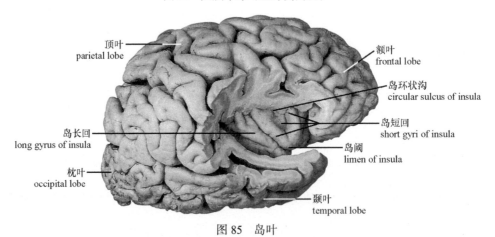

图85 岛叶

在此面的下份有一条从前下斜向后上的深沟,叫外侧沟。在此沟的上方,上外侧面中部有三条大致平行的沟,从上后内侧走向下前外侧。其中间的一条连续完整,叫中央沟。另外两条分别称中央前沟和中央后沟,此两沟通常是断续的。大脑半球的最前端叫额极;外侧沟以下部分的最前端叫颞极;后端向后下最突出处叫枕极。枕极的前方约4cm处稍向上凹,叫枕前切迹。在大脑半球内侧面的后下份、枕极的前上方,可见一开口向后的"Y"形沟。其中一条从枕极呈弓形行向前的沟,叫距状沟;另一条从距状沟前部行向后上,越过大脑半球上缘,叫顶枕沟。

每侧大脑半球通常被分为五叶:外侧沟以上、中央沟以前的部分叫额叶;枕前切迹至顶枕沟上端连线以后的部分叫枕叶;额叶和枕叶之间的区域,借外侧沟及其后上端与枕前切迹至顶枕沟上端连线中点之间的虚设线分为上、下两部，上部叫顶叶，下部叫颞叶。在外侧沟底部还有一些脑沟和脑回，叫岛叶或称脑岛。在可取下额顶叶的脑模型上观察岛叶。

（1）额叶（frontal lobe）：是最大的一个叶。其后部有中央前沟。中央前沟与中央沟之间叫中央前回。自中央前沟上、下段有两条向前水平走行不连续的沟，分别为额上沟和额下沟。额上沟以上是额上回；额上、下沟之间是额中回；额下沟以下是额下回。

（2）颞叶（temporal lobe）：其上外侧面可见两条呈前后方向的沟，分别叫颞上沟和颞下沟。颞上沟以上是颞上回；颞上、下沟之间叫颞中回；颞下沟以下为颞下回。在外侧沟的下壁上有两条短而大致横行的脑回，叫颞横回。在可取下额、顶叶的脑模型上观察颞横回。

（3）顶叶（parietal lobe）：其前部有中央后沟。中央后沟与中央沟之间叫中央后回。在中央后沟中、上段间的后方有一条与半球上缘平行的沟，称顶内沟。顶内沟的上内侧部分称顶上小叶，下外侧部分称顶下小叶。顶下小叶前部包绕外侧沟后端的周围，称缘上回；后部包绕颞上沟后端的周围，叫角回。

（4）枕叶（occipital lobe）：在上外侧面，没有重要的沟回。

2. 大脑半球的内侧面　参阅教材的大脑半球内侧面插图观察（图86）。

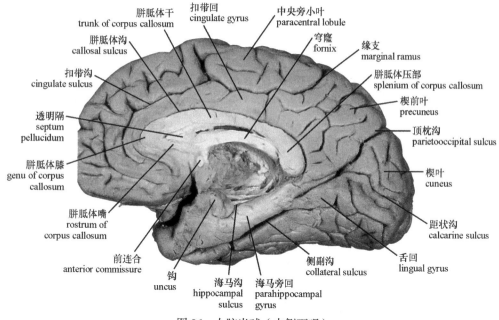

图86　大脑半球（内侧面观）

在大脑半球内侧面中部有一个很大的弯曲而光滑的断面，即胼胝体的断面。其后端略大，叫胼胝体压部；前端弯曲，叫胼胝体膝；胼胝体膝和压部之间为胼胝体干，三者无明显界线；胼胝体膝向后下延伸变小，形成胼胝体嘴。嘴向下为一薄板，一直连到视交叉，叫终板。在终板与胼胝体嘴交界处的后方，可见一圆形的断面，叫前连合。胼胝体下方有一呈弓形向前下的纤维束，到达前连合的后方，叫穹窿。胼胝体前部与穹窿之间为一三角形的薄板，叫透明隔。胼胝体背面（上面）的沟叫胼胝体沟，此沟绕过胼胝体压部后方向前下移行为海马沟。在胼胝体沟上方有一与之平行的沟，叫扣带沟，此沟在胼胝体压部的上方转向上，达大脑半球上缘，称扣带沟边缘支。扣带沟与胼胝体沟之间为扣带回。在上外侧面找到中央前回和中央后回，此两回向内侧面延伸的部分，叫中央旁小叶，其后界就是扣带沟的边缘支。中央旁小叶以前、扣带沟以上的部分是额上回。在内侧面后部找到顶枕沟和距状沟，两沟之间的三角形区域叫楔叶。楔叶与中央旁小叶之间的部分称楔前叶。

　　3. 观察大脑半球的下面　参阅教材的大脑半球下面插图观察。

　　在额叶下面的内侧部，距大脑纵裂不到1cm处，有一条前后走行的束状结构，叫嗅束。嗅束的前端膨大，叫嗅球；后端扩大呈小三角形区，叫嗅三角。嗅三角与视束之间的菱形区叫前穿质。在颞叶和枕叶的下面，有两条前后方向走行的沟。外侧一条叫枕颞沟；内侧一条叫侧副沟。这两条沟将颞叶和枕叶的下面分成三条纵行的回。外侧的叫枕颞外侧回；中间的叫枕颞内侧回；内侧的分为前、后两部：后部叫舌回，位于距状沟与侧副沟之间，前部叫海马旁回，位于侧副沟与海马沟之间，其前端反转向内侧的突起叫钩。海马旁回向后上与扣带回相连。取塑料脑模型的颞叶和枕叶部分，从上面观察，可见海马旁回的上外侧、海马沟的外侧，有一个前端大、后端小的弓形隆起，叫海马。海马后端向内上方延伸至胼胝体下方的带状隆起，即穹窿，是由海马发出的一束纤维。在海马旁回与海马之间，即海马沟底上有一条锯齿状细长的结构，叫齿状回（模型上未显示，请老师用笔标记出来）。

（二）在半脑标本上辨认下列结构

　　上外侧面：外侧沟、中央沟、中央前沟、中央后沟、顶枕沟上端、枕前切迹、额叶、顶叶、颞叶、枕叶、额极、枕极、颞极、中央前回、额上沟、额下沟、额上回、额中回、额下回、颞上沟、颞下沟、颞上回、颞中回、颞下回、中央后回、顶内沟、顶上小叶、顶下小叶、缘上回、角回。

　　内侧面：胼胝体及其各部、终板、前连合、穹窿、透明隔（有些标本的透明隔破了，可见它的深面是一个较大的空腔，叫侧脑室）、胼胝体沟、扣带沟、扣带回、中央旁小叶、额上回、距状沟、顶枕沟、楔叶、楔前叶。

　　下面：嗅球、嗅束、嗅三角、前穿质、枕颞沟、侧副沟、枕颞外侧回、枕颞内侧回、舌回、海马旁回、钩。

（三）观察岛叶和颞横回

　　在显示岛叶和颞横回的瓶装标本上观察此两个结构。

（四）观察海马和齿状回

　　在显示海马和齿状回的瓶装标本上观察此两个结构。

二、端脑的内部结构

　　1. 参阅教材双侧大脑半球水平切面的插图，观察一侧大脑半球水平切面封装标本　这个长形的切片有一个边缘较直，是半球的内侧面，借此可区分它的内侧和外侧。此切片的最大横径在中部以后，凭此可辨明它的前后。现在观察切片上的结构。

　　半球表面颜色略深的部分是大脑皮质。它不仅覆盖于脑回的表面，也覆盖于脑沟的侧壁和底壁。在皮质的深面，颜色较淡的部分是大脑髓质。在切片的内侧缘的前部和后部，分别有一大束纤维弯向前和弯向后，它们分别是胼胝体膝和胼胝体压部的纤维。胼胝体干的纤维位置较高，此切片不可能切到。取一个大脑半球模型，对照切片标本理解胼胝体的立体概念。在切片内侧缘的前部、胼胝体膝纤维之后方，有一个斜面的裂隙，是侧脑室前角。紧接侧脑室前角之后有一团颜色略深的灰质，是尾状核头。在尾状核头的后方，靠近内侧缘的一团灰质是背侧丘脑的断面。在尾状核头后外侧、背侧丘脑的前外侧的白质中，有一大堆灰质。先认清位于最外侧表层的岛叶皮质。该皮质的深面是一层白质，叫最外囊。最外囊的深面（内侧）

是一条细长的灰质，呈锯齿状，叫屏状核。屏状核的内侧又有一层白质，叫外囊。外囊内侧的灰质分为几个部分，其中最外侧、颜色略深的部分叫壳。壳的内侧有两个颜色略浅的灰质团，是苍白球。壳和苍白球合称为豆状核。尾状核头与豆状核之间的白质是内囊前肢；背侧丘脑和豆状核之间的白质是内囊后肢；内囊前肢与后肢相接处是内囊膝。在背侧丘脑后方和后外侧的大空缺是侧脑室中央部的后部和后角。在它的前壁、背侧丘脑后端的外侧，可见一个小的圆形的灰质断面，是尾状核尾。

　　2. 在玻璃脑干模型上观察　认清背侧丘脑。在背侧丘脑的外上方有一呈弓形的黄色结构，即尾状核。其前下端膨大为尾状核头，中间部分为尾状核体，折转向前下变细的部分是尾状核尾。尾状核末端膨大的部分是杏仁体。背侧丘脑的前外侧、尾状核的下外侧的近似卵圆形的黄色结构是豆状核。在尾状核、豆状核和背侧丘脑之间还可见到白色的上下纤维，即内囊的纤维。在此模型上仔细体会一下内囊的位置和分部。

　　3. 在玻璃钢脑模型上观察侧脑室　分清其形态和分部、室间孔、侧脑室脉络丛。

　　4. 在侧脑室瓶装标本上观察侧脑室（图 87）　认清它的前角、中央部、后角和下角。

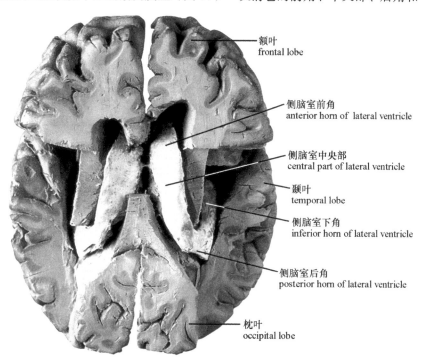

额叶
frontal lobe

侧脑室前角
anterior horn of lateral ventricle

侧脑室中央部
central part of lateral ventricle

颞叶
temporal lobe

侧脑室下角
inferior horn of lateral ventricle

侧脑室后角
posterior horn of lateral ventricle

枕叶
occipital lobe

图 87　侧脑室（上面观）

　　沿侧脑室中央部下壁和下角的内侧部长紫色的结构，表面呈细颗粒状，即侧脑室脉络丛。侧脑室下角底壁向上的隆起即海马。

【课堂互动与提问】

（1）大脑半球可分哪几叶？各叶有哪些重要的沟和回？

（2）何谓基底核？它包括哪些结构？

（3）纹状体包括哪些结构？其主要功能是什么？

（4）大脑髓质包括哪几种纤维？内囊的位置、分部、各部主要通过的纤维束分别是什么？

（5）大脑皮质的主要功能区的位置和功能如何？

（欧阳四新）

第十四章 周围神经系统

第一节 脊 神 经

【实验目的与要求】

（1）掌握脊神经数目、分部、名称、组成和纤维成分及前、后支分布概况。

（2）了解颈丛的组成、位置，熟悉浅支浅出部位及分布，掌握膈神经的行程、分布。

（3）掌握臂丛的组成、位置，正中神经、尺神经、桡神经、腋神经的起始、行程、分布，肌皮神经、胸长神经、胸背神经的位置和分布；了解正中神经、尺神经、桡神经和腋神经损伤后运动及感觉障碍的主要表现。

（4）掌握胸神经前支在胸腹壁的行径、分布及前皮支分布的节段性。

（5）熟悉腰丛的组成和位置；掌握股神经、闭孔神经的行径、分支分布；熟悉髂腹下神经、髂腹股沟神经、股外侧皮神经的行径和分布概况。

（6）熟悉骶丛的位置、组成，臀上、下神经、阴部神经的位置和分布；掌握坐骨神经的行径、分支和分布；胫神经和腓总神经的行径、分支分布，了解胫神经和腓总神经损伤后运动和感觉障碍的主要表现。

【实验难点】

（1）臂丛三个束及发出神经的辨认。

（2）臂丛主要分支损伤表现的理解。

（3）隐神经、股外侧皮神经、髂腹下神经、髂腹股沟神经、生殖股神经、阴部神经、腓浅神经、腓深神经。

【实验材料】

1. 标本

（1）脊神经组成。

（2）颈部（示颈丛皮支），整尸标本（示膈神经、肋下神经、髂腹下神经、髂腹股沟神经、股外侧皮神经、生殖股神经）。

（3）头颈上肢血管神经。

（4）盆下肢血管神经。

2. 模型

（1）脊神经组成。

（2）颈丛浅支。

【注意事项】

（1）探寻神经的行径时，须将神经和邻近结构放还原位观察，同时注意勿损坏伴行的血管。

（2）分布至各肌的细小分支不必去细究。

（3）在探寻脊神经的同时，结合复习肌学有关内容，并体会各主要神经在自身上的大致位置、行径和分布，以帮助加深记忆。

【实验观察】

脊神经是周围神经的重要组成部分，通过系统理论知识的学习后还会感到抽象难懂，主要原因是没有将理论与脊神经的实物结构有机地结合起来。

脊神经是与脊髓相连的周围神经，分布于躯干和四肢（图74）。脊神经共31对，颈神经8对、胸神经12对、腰神经5对、骶神经5对和尾神经1对。

一、脊神经的基本组成

取显示脊神经（spinal nerves）基本组成的标本或模型，分清它的解剖方位。在脊髓的两侧前后各有一些神经根丝相连，居前方的构成前根，居后方的构成后根。前根和后根在外侧，即椎间孔处会合成一条神经，称脊神经干（很短）。两根会合前，后根上有一略为膨大的结构，叫脊神经节。脊神经干出椎间孔后，立即分为前、后两支。后支较小，走向后方，呈节段性分布于脊柱项部、背部和腰骶部的肌肉和皮肤。前支较大，走向前外侧，分布于躯干的前外侧和四肢的肌肉和皮肤。除胸神经前支外，其余的脊神经前支互相交织成丛，计有四对，即颈丛、臂丛、腰丛和骶丛。该四个神经丛是我们实验观察与探寻的重点内容。在椎体的两侧各有一条呈链状的纵行结构，叫交感干（它不属于脊神经，而是内脏神经的结构）。交感干的局部膨大部分叫交感干神经节。脊神经前支和交感干神经节之间有两条短神经相连，叫交通支，以后再学这些内容。

如何观察与探寻四个神经丛发出的神经呢？此前已经有了运动系统（骨骼肌、骨等）、脉管系统等人体解剖学知识的储备，要能够正确地探寻脊神经的行程分布，大家首先要从思维方式上要做一些改变，即如何将已经掌握的人体解剖学理论知识与实践能力应用到与之密切相关的脊神经学习当中。科学研究的本质就是应用已知来探索未知，事实上今天要学习的内容是科学研究得到的已知，我们仅仅是通过学习重复科学的思维过程而已，学会如何应用科学方法进行学习，为以后的学习与探索奠定基础。

二、颈　　丛

通过对颈丛（cervical plexus）及其分支的位置描述，结合相关解剖学知识在标本上寻找其结构。

（一）颈丛组成、位置

颈丛由第1～4颈神经前支组成，位于颈侧部，胸锁乳突肌上份的深面。

（二）颈丛的主要分支

颈丛皮支有枕小神经、耳大神经、颈横神经和锁骨上神经。颈丛肌支主要是膈神经。

在颈部浅层神经和血管局部解剖标本与模型上探寻。找到胸锁乳突肌，可见其后缘中点附近有几条神经，其中最上方、走向枕部的叫枕小神经，分布于枕部外侧份、乳突等处的皮肤。沿胸锁乳突肌表面行向前上的是耳大神经，分布于耳郭及邻近的皮肤；横过胸锁乳突肌浅面的称颈横神经，分布于颈前部的皮肤；还有几条行向下达锁骨下方，统称锁骨上神经，分布于胸前部上部和肩部的皮肤。在锁骨上神经的后上方，与其方向大致相同的一支较粗大的神经是副神经，它是第XI对脑神经，与颈丛无关。

在显示颈丛分支的瓶装标本上进一步全面地观察上述分支。

在已切除胸前壁的整尸标本上探寻。在心包的两侧，每侧可见一条神经，即膈神经。向下追索，可见它连于膈。向上追索，可见它经肺根前方、锁骨下动静脉之间、前斜角肌前面，其上端连于颈丛。膈神经是颈丛最重要的分支，主要是支配膈的运动，此外还传导部分心包和胸膜等处的感觉冲动。

三、臂　丛

臂丛（brachial plexus）是复杂而且重要的部分，我们在探寻式的学习中，一方面需要掌握其形态、结构与位置的描述；另一方面需要借助应用前面学习过的骨、骨骼肌及血管等解剖学知识帮助我们正确地探寻到各神经的起始、行程与分支分布。

（一）臂丛组成、位置

臂丛由第 5 ～ 8 颈神经前支和第 1 胸神经前支的部分纤维组成。

在头颈上肢血管、神经标本上探寻臂丛的位置及其分支（图 88）。

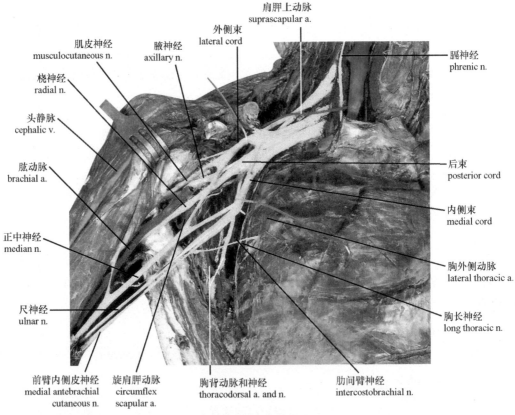

图 88　臂丛及其分支

找到前斜角肌和中斜角肌，在此两肌之间的粗大神经是臂丛的上部。臂丛从此处行向外下，经锁骨下动脉的后上方、锁骨的后方，一直延伸到腋窝，包绕在腋动脉的周围。臂丛的分支很多，其中较大、分布于上肢的主要神经有正中神经、肌皮神经、尺神经、腋神经和桡神经。此外还有两条与临床关系较为密切的是胸长神经和胸背神经。

（二）臂丛的主要分支

1. 正中神经（median nerve）（图89，图90）　在肘窝处找到粗大的正中神经，向上追索，可见它以两个根起自臂丛内侧根所连的神经是臂丛的内侧束，外侧根所连的神经是臂丛的外侧束。两束分别位于腋动脉的内、外侧。正中神经在肱二头肌内侧伴随肱动脉下行至肘窝，穿旋前圆肌下行，走在指浅屈肌和指深屈肌之间。经腕横韧带深面（即腕管）进入手掌。它在臂部无分支；在前臂分支支配臂前肌群（肱桡肌、尺侧腕屈肌和指深屈肌尺侧半除外）；在手掌分支支配鱼际肌（拇收肌除外）、第一、第二蚓状肌。皮支分布于手掌中部和外侧部、外侧三个半指掌面及中节和远节指背面的皮肤。

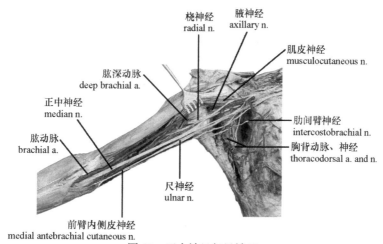

图89　正中神经与尺神经

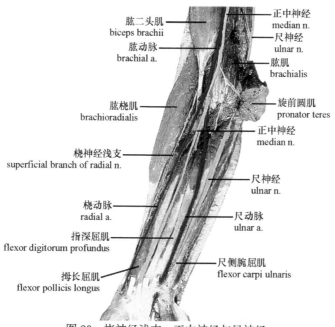

图90　桡神经浅支、正中神经与尺神经

2. 肌皮神经（musculocutaneous nerve）　找到喙肱肌，斜穿该肌的神经，即肌皮神经。它起自臂丛外侧束，皮神经穿喙肱肌，经肱二头肌和肱肌之间下行，其肌支支配臂部前肌群；

末支为皮支，在肘关节外侧稍上方浅出，分布于前臂外侧份的皮肤，称前臂外侧皮神经。

3. 尺神经（ulnar nerve）（图89，图90） 在尺神经沟内找到尺神经，向上追索，可见它发自臂丛内侧束。它初行于肱动脉的内侧，继而行向后下，经尺神经沟由后向前穿尺侧腕屈肌上端，到达前臂内侧，与尺动脉伴行沿尺侧腕屈肌和指浅屈肌之间下行，在桡腕关节上方发出较细的手背支，走向手背；较粗的主干经腕豆骨外侧，在腕横韧带浅面分为浅支和深支。尺神经在臂部无分支；在前臂分支支配尺侧腕屈肌和指深屈肌尺侧半；在手部深支支配小鱼际肌、拇收肌、第三、第四蚓状肌和骨间肌，浅支分布小鱼际表面、小指掌面皮肤和无名指尺侧半指掌面皮肤；手背支分布手背尺侧半和尺侧两个半指背面的皮肤。

4. 腋神经（axillary nerve）（图91） 先看清臂丛内、外侧束，然后在腋动脉后方找到臂丛的后束，可见它的下端分成两支，内侧较大的一支是桡神经，桡神经外侧较小的一支是腋神经。腋神经行向后，绕肱骨外科颈至三角肌深面，分支支配三角肌和小圆肌，皮支分布于三角肌区的皮肤。

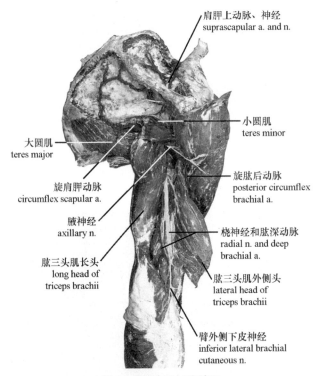

图 91 桡神经与腋神经

5. 桡神经（radial nerve）（图90，图91） 从臂丛后束发出后，与肱深动脉伴行，经肱三头肌长头和内侧头之间进入桡神经沟（请在骨架上再复习一下此沟），循此沟走向下外侧，达肱骨外上髁的前上方，在肱肌和肱桡肌之间分为深、浅两支。桡神经主干沿途发出分支支配肱三头肌、肱桡肌、桡侧腕长伸肌，皮支分布于臂和前臂后面的皮肤；深支穿旋后肌至前臂背面，分支支配前臂后肌群（桡侧腕长伸肌除外，由主干分支支配）；浅支在肱桡肌深面伴桡动脉下行，至前臂中、下1/3交界处绕向背面，分布于手背外侧半和外侧两个半指近节指背面的皮肤。

6. 胸长神经（long thoracic nerve） 沿腋中线附近在前锯肌表面下行的一条细长神经即胸长神经，分支支配前锯肌。

7. 胸背神经（thoracodorsal nerve） 与同名动脉伴行，沿肩胛骨外侧缘下行至背阔肌，支配该肌。

四、胸神经前支

　　胸神经前支共 12 对。每对（除第 1 对和第 12 对有部分纤维分别参加臂丛和腰丛外）都沿相应肋的下缘前行，走在肋间内外肌之间、肋间血管的下方，彼此之间不形成神经丛，呈明显的节段性分布。上 11 对位于相应的肋间隙，称肋间神经；第 12 对居第 12 肋下方，叫肋下神经。在头颈上肢血管神经标本上，从胸壁内面找到已解剖的肋间隙，探寻肋间神经（观察一条即可）。上 6 对肋间神经分支分布于肋间肌、胸壁皮肤和壁胸膜；下 5 对肋间神经和肋下神经分支分布于肋间肌、腹前外侧壁肌、胸腹壁皮肤和壁胸、腹膜。

五、腰　　丛

（一）腰丛组成、位置

　　腰丛（lumber plexus）由第 12 胸神经前支的一部分、第 1～3 腰神经前支及第 4 腰神经前支的部分构成。位于腰大肌的深面。在盆下肢血管、神经标本上找到腰大肌，体会腰丛的位置即可。

（二）腰丛的分支

　　从腰大肌的内、外侧缘和前面穿出，其分支有髂腹下神经、髂腹股沟神经、股外侧皮神经、生殖股神经（这些分支参阅教材有关图和描述即可）、股神经和闭孔神经（图 92）。在盆下肢血管神经标本上探寻。

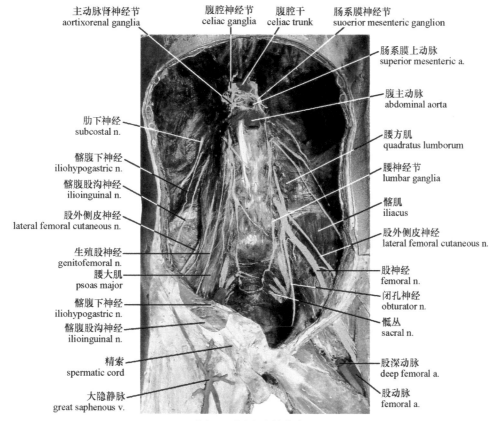

主动脉肾神经节
aortixorenal ganglia

腹腔神经节
celiac ganglia

腹腔干
celiac trunk

肠系膜神经节
suoerior mesenteric ganglion

肠系膜上动脉
superior mesenteric a.

腹主动脉
abdominal aorta

肋下神经
subcostal n.

腰方肌
quadratus lumborum

髂腹下神经
iliohypogastric n.

腰神经节
lumbar ganglia

髂腹股沟神经
ilioinguinal n.

髂肌
iliacus

股外侧皮神经
lateral femoral cutaneous n.

股外侧皮神经
lateral femoral cutaneous n.

生殖股神经
genitofemoral n.

股神经
femoral n.

腰大肌
psoas major

闭孔神经
obturator n.

髂腹下神经
iliohypogastric n.

骶丛
sacral n.

髂腹股沟神经
ilioinguinal n.

精索
spermatic cord

股深动脉
deep femoral a.

大隐静脉
great saphenous v.

股动脉
femoral a.

图 92　腰丛及其分支

1. 股神经（femoral nerve）　在腰大肌和髂肌之间可找到一条粗大的神经，即股神经（图93）。它是腰丛的最大分支，下行经腹股沟韧带深面至股前部，居股动脉上端的外侧，立即分为数支。其中肌支支配大腿前肌群；皮支分布于股前部及内侧部下份的皮肤，皮支中有一支伴股动脉下降，在膝部稍上方浅出伴大隐静脉下行，最后至足内侧缘，此支叫隐神经，分布于小腿内侧面和足内侧缘的皮肤。隐神经的下端在标本上多已游离，根据其行程和长度并不难找到它。

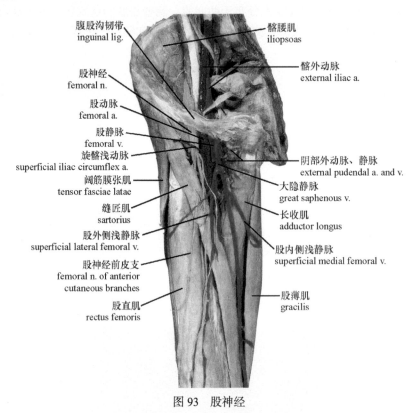

图93　股神经

2. 闭孔神经（obturator nerve）　自腰大肌内侧缘穿出，与闭孔动脉伴行，穿闭孔至大腿内侧，肌支支配大腿内侧肌群，皮支分布于大腿内侧上份的皮肤。

六、骶　丛

（一）骶丛组成、位置

骶丛（sacral plexus）由腰骶干（它由第4腰神经前支的一部分和第5腰神经前支合成）和全部的骶、尾神经前支构成，位于骶骨和梨状肌的前面。

在盆下肢血管神经标本上探寻骶丛的位置及其分支。

从盆面找到梨状肌，位于该肌前面的几条粗大的神经即骶丛。找到骶骨岬和第一骶前孔。从第一骶前孔穿出的神经是第1骶神经的前支，在该神经的外上方可找到一条粗大的神经即腰骶干。

将标本翻转，探寻骶丛的分支。

（二）骶丛的主要分支

1.臀上神经（superior gluteal nerve） 翻开臀大肌，认清梨状肌和臀中肌，再将臀中肌翻起，则可看到臀上神经和臀上血管。臀上神经伴同名动脉穿梨状肌上孔出盆至臀部，行于臀中、小肌之间，分支支配此两肌和阔筋膜张肌。

2.臀下神经（inferior gluteal nerve） 从梨状肌下孔穿出的神经有几条，其中最大的一条是坐骨神经；较短的一条（不超越臀大肌下缘）是臀下神经，它伴臀下血管穿出梨状肌下孔，分为数支，从臀大肌深面进入该肌，支配臀大肌。臀下神经由于连于臀大肌深面，因此在翻开臀大肌时多被切断。在臀大肌深面可见到它的分支。

3.阴部神经（pudendal nerve）（图94） 在梨状肌下孔的最内侧可找到一条较小的神经，即阴部神经，它穿出梨状肌下孔后，绕过骶棘韧带背面，经坐骨小孔到达会阴部，分布于会阴部（包括肛门和外生殖器）的肌肉和皮肤。

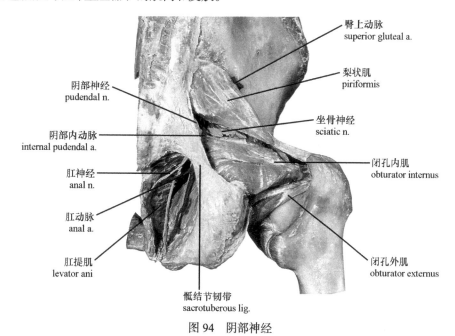

图94 阴部神经

4.坐骨神经（sciatic nerve）（图95） 是人体最大的神经。从梨状肌下孔穿出骨盆后，在臀大肌深面外下行，经坐骨结节与股骨大转子之间下行至股后部，发出分支支配大腿后肌群，其主干继续下行至腘窝上角（位置更高）分成内、外侧两支，内侧支叫胫神经，外侧支叫腓总神经。

（1）胫神经（tibial nerve）：沿腘窝正中线下行，在小腿，与胫后血管一起走在小腿三头肌深面，经内踝后方至足底内侧缘分为足底内侧神经和足底外侧神经。胫神经的肌支支配小腿后肌群和足底肌；皮支分布于小腿后面内侧部的皮肤和足底皮肤。

（2）腓总神经（common peroneal nerve）（图96）：沿腘窝的上外侧界走，绕腓骨颈的外侧面，穿腓骨长肌至小腿前面，立即分为腓深神经和腓浅神经。

腓深神经与胫前动脉伴行，分支支配小腿前肌群和足背肌。

腓浅神经行于腓骨长、短肌之间，分支支配该两肌。主干向下行，于小腿下部穿出深筋膜，经外踝前方至足背分支分布于小腿外侧面下部，足背和趾背的皮肤。

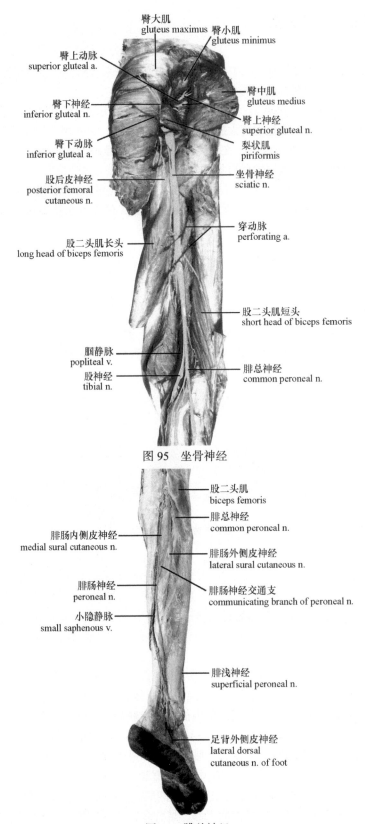

臀大肌
gluteus maximus

臀小肌
gluteus minimus

臀上动脉
superior gluteal a.

臀中肌
gluteus medius

臀下神经
inferior gluteal n.

臀上神经
superior gluteal n.

臀下动脉
inferior gluteal a.

梨状肌
piriformis

股后皮神经
posterior femoral
cutaneous n.

坐骨神经
sciatic n.

穿动脉
perforating a.

股二头肌长头
long head of biceps femoris

股二头肌短头
short head of biceps femoris

腘静脉
popliteal v.

股神经
tibial n.

腓总神经
common peroneal n.

图 95　坐骨神经

股二头肌
biceps femoris

腓总神经
common peroneal n.

腓肠内侧皮神经
medial sural cutaneous n.

腓肠外侧皮神经
lateral sural cutaneous n.

腓肠神经
peroneal n.

腓肠神经交通支
communicating branch of peroneal n.

小隐静脉
small saphenous v.

腓浅神经
superficial peroneal n.

足背外侧皮神经
lateral dorsal
cutaneous n. of foot

图 96　腓总神经

【课堂互动与提问】

（1）何谓神经节？脊神经节位于何处，由什么神经元的胞体聚集而成？

（2）脊神经前根和前支、后根和后支的纤维成分有何不同？

（3）上、下肢各有哪些肌群，分别由什么神经支配？

（4）当肱骨外科颈、肱骨中段、肱骨下端、腓骨上端骨折时，可能分别伤及什么神经？如何判断该神经是否已受损伤？

（李严兵）

第二节 脑 神 经

【实验目的与要求】

（1）掌握脑神经纤维成分。

（2）掌握脑神经出入颅位置及其与脑相连的部位。

（3）掌握脑神经的分类、性质。

（4）掌握第Ⅲ、Ⅴ、Ⅶ、Ⅸ、Ⅹ对脑神经的走行及其重要分支分布。

（5）熟悉其他脑神经的重要分支分布。

（6）了解各脑神经损伤的主要表现。

【实验难点】

（1）Ⅲ动眼神经、Ⅶ面神经、Ⅴ三叉神经、Ⅸ舌咽神经、Ⅹ迷走神经的分支分布。

（2）面神经管内段。

【实验材料】

1. 标本　颅底标本与脑相连的脑神经标本、分布眼外肌的脑神经标本、三叉神经标本、面神经标本、迷走神经概况标本、末4对脑神经标本。

2. 瓶装标本　嗅神经、面神经、三叉神经、末4对脑神经。

3. 模型　脑神经相应的有关模型。

【注意事项】

（1）脑神经是连于脑的神经，必须初步了解脑的位置和分布概况。

（2）在观察各脑神经过程中，如有关结构不能在标本上确认或辨认时，可在颅骨标本上加以对照解决。

（3）有时脑神经主干及其分支在行程和分布区在标本上未能完全显示，需通过观察颅骨标本或模型或参阅教材有关图和描述来加以理解和体会。

（4）一对脑神经的分支有时需要在多个标本或模型上才能全部看到。

（5）本指导有关各脑神经的内容，分观察和理解两部分。观察部分即指导同学在模型与标本上如何辨认各脑神经及其分支，此部分内容必须在规定的实习课中完成；理解部分主要是叙述各脑神经无法观察的部分，目的是帮助同学对各脑神经建立一个整体的认识，此部分内容可与观察部分结合起来，也可留待课后去复习。

（6）在观察各脑神经过程中，由于脑神经与脑相连比较脆弱，不要用力牵拉，这是爱护脑神经标本的关键。

【实验观察】

一、脑的概况

脑位于颅腔内,由端脑、间脑、中脑、脑桥、延髓和小脑组成。在学习过程中我们通常将中脑、脑桥和延髓合称为脑干(此部分内容可先由老师对照有关脑模型简要介绍,学生能认识脑的各部即可)。

二、脑　神　经

脑神经(cranial nerves)共 12 对。每一对脑神经都有固定的、国际通用的序号和名称,即 Ⅰ 嗅神经、Ⅱ 视神经、Ⅲ 动眼神经、Ⅳ 滑车神经、Ⅴ 三叉神经、Ⅵ 展神经、Ⅶ 面神经、Ⅷ 前庭蜗神经(位听神经)、Ⅸ 舌咽神经、Ⅹ 迷走神经、Ⅺ 副神经、Ⅻ 舌下神经。序号和名称记忆口诀如下:一嗅二视三动眼,四滑五叉六外展,七面八听九舌咽,迷副舌下十二全。

一般说来,脑神经和脊神经一样也含有四种纤维成分(如果细分则比脊神经复杂),即躯体运动纤维、躯体感觉纤维、内脏运动纤维(副交感纤维)和内脏感觉纤维。但是并非每对脑神经都含有上述四种纤维成分。有的脑神经只含其中一种或两种纤维成分。

脑神经的感觉纤维的胞体位于脑外,绝大多数聚集成节,叫脑神经节。它的性质和脊神经节相同,均属感觉性神经节。除了第 Ⅰ 、Ⅱ 对脑神经外,其他凡含有感觉纤维的脑神经都有脑神经节。与脑神经相关的神经节还有内脏运动性的,称副交感神经节(不属于脑神经节)。脑神经中的副交感纤维(叫节前纤维)从脑发出后,先终止于这些副交感神经节,然后由节内的神经元发出纤维(叫节后纤维)分布到效应器。

脑神经的运动纤维由脑发出后,其胞体在脑内聚集在一起,称脑神经的起核(运动核);脑神经的感觉纤维进入脑,直接终止脑内的神经核,称脑神经的终核(感觉核)。

(一)嗅神经

在保留鼻中隔的头颈正中矢状切的标本上或在三叉神经大模型内侧面观察,嗅神经(olfactory nerve)起自鼻腔嗅区黏膜的嗅细胞,其周围突分布于嗅黏膜,中枢突集成 15 ～ 20 条嗅丝,嗅丝穿过筛孔入颅前窝,连于嗅球,嗅神经由特殊感觉纤维构成,传导嗅觉。

(二)视神经

视神经(optic nerve)在眼外肌标本上或模型上观察,拉开一侧的眼外肌可见眼球后极有一圆长条状结构,即视神经。由视网膜节细胞的轴突,在视神经盘处聚集,然后穿出巩膜构成视神经。视神经经视神经管入颅中窝,向后内走行至垂体前方连于视交叉,再经视束连于间脑。视神经由特殊躯体感觉纤维组成,传导视觉冲动。

(三)动眼神经

动眼神经(oculomotor nerve)在眼外肌标本或模型上观察,翻起上直肌,可见其下面的后份有一条神经进入该肌,它是动眼神经的一个分支。将外直肌翻开,可见一条神经沿下直肌上面前行,它是动眼神经的下斜肌支。此外,动眼神经还分支至上睑提肌、内直肌和下直肌(不必每支寻找)。在视神经后部与外直肌之间有一个很小的神经节,叫睫状神经节(属副交感神经节)。此节与动眼神经的下斜肌支之间连有一条很短的神经,叫睫状神经节短根。由睫状神经节向前发出许多细小分支(标本上已破坏)至眼球后部。

动眼神经含有一般躯体运动和一般内脏运动两种纤维。一般躯体运动纤维起于中脑上丘平面的动眼神经核，一般内脏运动纤维起于中脑的动眼神经副核。两种纤维合并成动眼神经后，自中脑腹侧脚间窝出脑，紧贴小脑幕切迹缘和蝶鞍后床突侧面前行，穿行于海绵窦外侧壁上部，再经眶上裂入眶。动眼神经中的内脏运动纤维（副交感）由下斜肌支单独以小支分出，称睫状神经节短根，进入睫状神经节交换神经元，节后纤维进入眼球，分布于睫状肌和瞳孔括约肌，参与调节反射和瞳孔对光反射。

（四）滑车神经

滑车神经（trochlear nerve）在眼外肌标本上观察，找到上斜肌，在该肌上面稍偏后部（此神经是脑神经中最细者），可见一条较细的神经进入该肌，即滑车神经。

滑车神经为运动性脑神经，起于中脑下丘平面对侧的滑车神经核，自中脑背侧下丘下方出脑，自脑发出后，绕过大脑脚外侧前行，穿经海绵窦外侧壁向前，经眶上裂入眶。

（五）三叉神经

在三叉神经（trigeminal nerve）大模型（模型上的有关神经已染为黄色）或在三叉神经瓶装标本上观察（图97）。找到垂体窝（其两侧即海绵窦的位置），窝的左侧可见一根粗大弯曲的红色结构，是颈内动脉。动脉前方、视神经管处可见粗大的视神经。紧贴于颈内动脉外侧壁上有三条较细的神经，从上往下依次是动眼神经（主干）、滑车神经和展神经。

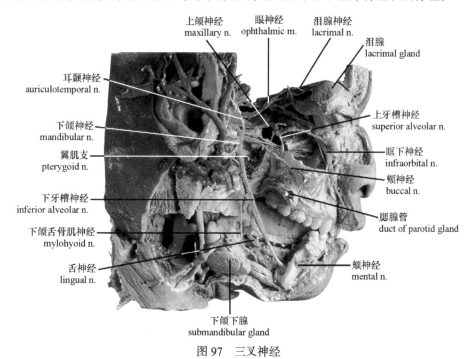

图 97　三叉神经

三叉神经在颈内动脉外下方，在三叉神经压迹处，可见到一个半月形膨大的神经节，叫三叉神经节。连于此神经节后上内方的粗短神经是三叉神经根。由此神经节向前外下方发出三大分支，从前上内至后下外依次是眼神经、上颌神经和下颌神经。

1. 眼神经（ophthalmic nerve）　穿海绵窦外侧壁，经眶上裂入眶，在眶上裂附近分为三支，即额神经、泪腺神经和鼻睫神经。额神经走在上睑提肌上面，又分为两支，其中较大偏外侧的一支，叫眶上神经，经眶上切迹至额顶部皮肤；泪腺神经沿外直肌上缘行向前至泪腺；

鼻睫神经位置较深，模型未显示，可在标本上观察。

2. 上颌神经（maxillary nerve） 穿海绵窦外侧壁，经圆孔至翼腭窝。其主干经眶下裂入眶，改名为眶下神经，沿眶下沟、眶下管前行，出眶下孔至面部。在翼腭窝内，上颌神经向前上分出一支颧神经，由颧神经分出一小支至泪腺神经；向前下发出上牙槽神经后支，沿上颌骨体后面斜向前下；向下发出两支很细短的神经，叫神经节支（或称翼腭神经），连于一个神经节，该节叫翼腭神经节（位于翼腭窝内，属副交感神经节）

3. 下颌神经（mandibular nerve） 自三叉神经节发出后，向下穿卵圆孔达颞下窝。在靠近卵圆孔下方，它向前下发出一支至颊肌表面，叫颊神经，分布于颊部黏膜皮肤（注意：它并不支配颊肌）；向后发出两条细分支，夹持脑膜中动脉，行向后下，然后会合成一条神经，叫耳颞神经。下颌神经向下分成两条较大的终支：前方较小的是舌神经；后方较大的是下牙槽神经，经下颌孔入下颌管，分支分布于下颌牙和牙龈，其终支出颏孔，叫颏神经。此外，下颌神经还发出许多细小的肌支至咀嚼肌，不必寻找。

取面深部解剖模型进行观察。找到耳颞神经，观察一下它的全貌。找到舌神经，在其上段的后方可见一条较细的神经加入它，此神经叫鼓索，是面神经的分支（后述）。找到下颌下腺，可见其上缘被染成黄色，此代表下颌下神经节（属副交感神经节），此节与舌神经之间连有三条细小的神经。取眼眶标本观察眼神经的分支：额神经在上睑提肌上面很易找到。泪腺神经较细，标本上可能已断，但找到泪腺，该神经不难找到。鼻睫神经可在视神经和上直肌后端之间找到，鼻睫神经较细，在眶后端位于视神经外侧，斜跨视神经上方，走在视神经和眼球的内侧，与之伴行的有眼动脉和眼上静脉。它分支分布于眼球、泪囊，鼻腔前部黏膜和外鼻皮肤。

在三叉神经大模型上除能看到三叉神经三大支（眼神经、上颌神经、下颌神经）及其分支、鼓索、迷走神经和副神经等结构外，还可以观察到三叉神经节、翼腭神经节、下颌下神经节、睫状神经节。

三叉神经节（也称三叉神经半月节），此节位于颅中窝颞骨岩部尖端前面的三叉神经压迹处。三叉神经节由假单极神经元组成，中枢突集中构成了粗大的三叉神经感觉根，由脑桥基底部与小脑中脚交界处入脑，止于三叉神经诸感觉核，其中传导疼温觉的纤维主要终止于三叉神经脊束核；传导触觉的纤维主要终止于三叉神经脑桥核。

翼腭神经节（也称蝶腭神经节）为最大的副交感神经节，深藏在翼腭窝内，靠近蝶腭孔，位于翼管与圆孔前方，此神经节扁平，呈粉红色，恰在上颌神经下方。翼腭神经节有3个根：①副交感根，来自面神经的岩大神经，在节内换元；②交感根，来自颈内动脉丛随岩深神经而来；③感觉根，来自上颌神经向下的几条短的翼腭神经。由翼腭神经节发出一些分支分布于泪腺、腭和鼻的黏膜，传导黏膜的一般感觉和控制腺体的分泌。

睫状神经节为形状不规则小而扁的神经节，呈粉红色，直径1～2mm，位置靠近眶尖，在眶上裂内侧端前方约1cm的疏松脂肪内，此节介于视神经与外直肌之间，通常在眼动脉的外侧，睫状神经节属周围的副交感神经节，睫状神经节的各根自该神经节的后方出入。

下颌下神经节位于下颌下腺与舌神经之间，也有3个根：①副交感根，来自面神经鼓索的副交感纤维伴舌神经到达此节内交换神经元；②交感根，来自面动脉的交感丛；③感觉根，来自下颌神经分出的舌神经，自节发出分支分布于下颌下腺和舌下腺，传导一般感觉和控制腺体分泌。

（六）展神经

展神经（abducent nerve）在眼外肌标本上观察，展神经属躯体运动神经，起于脑桥的展神经核，纤维向腹侧自延髓脑桥沟中线两侧出脑，前行至颞骨岩部尖端，穿入海绵窦，在窦内沿颈内动脉外下方前行，经眶上裂入眶，将外直肌的后半翻向后，可见该肌内侧面后端有一条神经进入该肌，即展神经（参阅教材图）。

（七）面神经

面神经（facial nerve）为混合性脑神经，含有 4 种纤维成分，由两个根组成，较大的运动根自脑桥小脑三角、延髓脑桥沟外侧部出脑；较小的混合根，也称中间神经，自运动根的外侧出脑。两根进入内耳门合成一干，穿内耳道底进入与鼓室相邻的面神经管，先水平走行，后垂直下行由茎乳孔出颅，向前穿过腮腺到达面部。在面神经管的起始部有膨大的膝神经节（参阅教材图）。

1. 面神经管内的分支

（1）鼓索（chorda tympani）：在面神经管内距茎乳孔约 6mm 处发出（取三叉神经大模型观察），经鼓室，穿岩鼓裂至颞下窝，向前下并入三叉神经的分支舌神经中，并随其分布。鼓索含两种纤维：味觉纤维随舌神经分布于舌前 2/3 的味蕾，传导味觉冲动；副交感神经纤维进入舌神经下方的下颌下神经节，换元后节后纤维分布于下颌下腺和舌下腺，支配腺体分泌。

（2）岩大神经（greater petrosal nerve）：也称岩浅大神经，含有副交感的分泌纤维，于面神经管起始部自面神经分出，经颞骨岩部前面的岩大神经裂孔穿出前行，穿破裂孔至颅底，与来自颈内动脉丛的岩深神经合成翼管神经，穿翼管前行至翼腭窝，进入翼腭神经节，副交感纤维在此节换神经元，节后纤维随神经节的一些分支及三叉神经的分支到达泪腺、腭及鼻黏膜的腺体，支配其分泌。

（3）镫骨肌神经（stapedial nerve）：支配鼓室内的镫骨肌，模型上未显示。

2. 面神经的颅外分支（图 98）　在面部浅层肌与神经血管的模型上观察。面神经出茎乳孔后，主干前行进入腮腺实质，在腺内分支形成腮腺内丛，再由腮腺内丛发出分支至腮腺边缘，呈放射状穿出，分布于面部诸表情肌，具体分支如下。

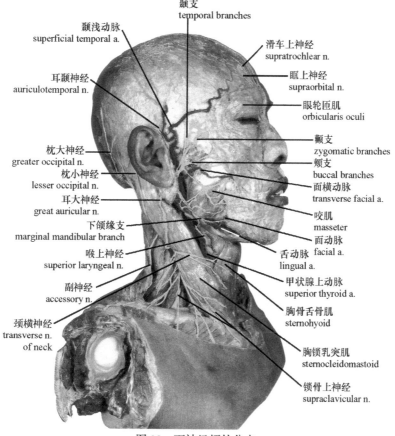

图 98　面神经颅外分支

（1）颞支（temporal branches）：常为 2 ～ 3 支，支配枕额肌额腹和眼轮匝肌等。

（2）颧支（zygomatic branches）：3 ～ 4 支，支配眼轮匝肌及颧肌。

（3）颊支（buccal branches）：3 ～ 4 支，在腮腺导管上、下方走行，分布至颊肌、口轮匝肌及其他口周围肌。

（4）下颌缘支（marginal mandibular branches）：沿下颌缘向前，分布于下唇诸肌。

（5）颈支（cervical branches）：在下颌角附近下行于颈阔肌深面，支配该肌。

（八）前庭蜗神经

前庭蜗神经（vestibulocochlear nerve，也称位听神经），在学习前庭蜗器时已学过，在内耳的骨迷路模型观察。连于蜗底的神经(黄色)是蜗神经，连于前庭和骨壶腹的神经是前庭神经，两者合称为前庭蜗神经，经内耳道、内耳门入颅腔。蜗神经和前庭神经只含躯体感觉纤维，分别传导听觉和平衡觉冲动。

（九）舌咽神经

在末四对脑神经标上观察，舌咽神经（glossopharyngeal nerve）的根丝在橄榄后沟上部连于延髓，与迷走神经、副神经同穿颈静脉孔前部出颅，在孔内神经干上有膨大的上神经节，出孔时又形成稍大的下神经节，舌咽神经出颅后先在颈内动、静脉间下降，继而弓形向前，经舌骨舌肌内侧达舌根。其主要分支如下。

1.舌支（lingual branches） 为舌咽神经终支，经舌骨舌肌深面分布于舌后 1/3 黏膜和味蕾，传导一般内脏感觉和味觉。

2.咽支（pharyngeal branches） 为 3 ～ 4 条细支，分布于咽壁，与迷走神经和交感神经交织成丛，由此丛发出分支分布于咽肌及咽黏膜，接受咽黏膜的感觉传入与咽反射直接有关。

3.鼓室神经（tympanic nerve） 发自舌咽神经下神经节，经颅底外面鼓室小管下口入鼓室，参与鼓室丛，发小支分布于鼓室、乳突小房和咽鼓管黏膜。其终支为岩小神经，含来自下泌涎核的副交感纤维，出鼓室经卵圆孔达耳神经节换元，其节后纤维随三叉神经的分支耳颞神经，分布于腮腺，支配其分泌（参阅教材图）。

4.颈动脉窦支（carotid sinus branch） 1 ～ 2 支，在颈静脉孔下方发出，分布于颈动脉窦和颈动脉小球，将动脉压力变化和血液中二氧化碳浓度变化的刺激传入中枢，反射性地调节血压和呼吸。此外舌咽神经还发出扁桃体支和茎突咽肌支等（参阅教材图）。

舌咽神经为混合性脑神经。含有 5 种纤维成分：①特殊内脏运动纤维，起于疑核，支配茎突咽肌。②一般内脏运动纤维，起于下泌涎核，在耳神经节内交换神经元后分布于腮腺，支配腮腺分泌。③一般内脏感觉纤维，其神经元胞体位于颈静脉孔处的舌咽神经的下神经节，周围突分布于咽、舌后 1/3、咽鼓管和鼓室等处黏膜，以及颈动脉窦和颈动脉小球。中枢突终于孤束核下部，传导一般内脏感觉。④特殊内脏感觉纤维，其神经元胞体位于颈静脉孔处的舌咽神经的下神经节，周围突分布于舌后 1/3 的味蕾，中枢突终止于孤束核上部。⑤一般躯体感觉纤维很少，其神经元胞体位于舌咽神经上神经节内，周围突分布于耳后皮肤，中枢突入脑后止于三叉神经脊束核。

（十）迷走神经

在整尸迷走神经（vagus nerve）专用标本上观察。迷走神经为混合性脑神经，迷走神经以多条根丝自橄榄后沟的中部出延髓，在舌咽神经偏后方经颈静脉孔出颅，在此处有膨大的迷走神经上、下神经节。迷走神经干出颅后在颈部下行于颈动脉鞘内，位于颈内静脉与颈内动脉或颈总动脉之间的后方至颈根部，左迷走神经在左颈总动脉与左锁骨下动脉之间下行，越过主动脉弓的前方，经左肺根的后方下行至食管前面分成许多细支，构成左肺丛和食管前丛，行于食管下段又逐渐集中延续为迷走神经前干。右迷走神经越过右锁骨下动脉前方，沿气管右侧下行，经右肺根后方达食管后面，分支构成右肺丛和食管后丛，继续下行又集中构成迷走神经后干。迷走神经前、后干伴食管一起穿膈肌食管裂孔进入腹腔，分布于胃前、后壁，其终支参加主要由内脏运动神经构成的腹腔丛（请同学们在腹后壁模型上观察）。

1. 颈部的分支（图 99）

（1）喉上神经（superior laryngeal nerve）：起于迷走神经出颅处，在颈内动脉内侧行向下内方，在舌骨大角水平分成内、外支。外支细小，含特殊内脏运动纤维，伴甲状腺上动脉下行，支配环甲肌；内支为感觉支，伴喉上动脉穿甲状舌骨膜入喉腔，分布于咽、会厌、舌根及声门裂以上的喉黏膜，传导一般内脏感觉及味觉。

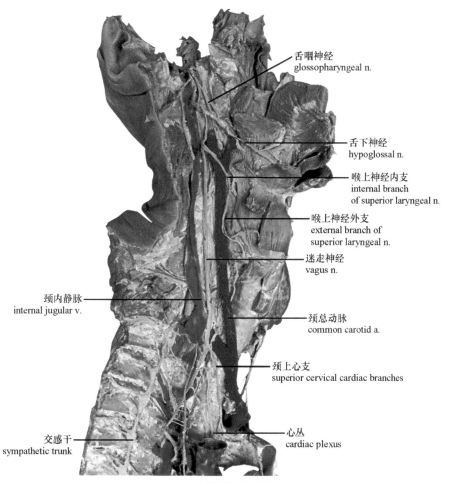

舌咽神经
glossopharyngeal n.

舌下神经
hypoglossal n.

喉上神经内支
internal branch
of superior laryngeal n.

喉上神经外支
external branch of
superior laryngeal n.

迷走神经
vagus n.

颈内静脉
internal jugular v.

颈总动脉
common carotid a.

颈上心支
superior cervical cardiac branches

交感干
sympathetic trunk

心丛
cardiac plexus

图 99　颈部迷走神经

（2）颈心支：有颈上心支和颈下心支。在喉和气管两侧下行入胸腔，与颈交感节发出的颈心神经交织构成心丛，调节心脏活动。

（3）耳支：发自迷走神经上神经节，含躯体感觉纤维，向后走行分布于耳郭后面及外耳道的皮肤。

（4）咽支：起于下神经节，含一般内脏感觉和特殊内脏运动纤维，与舌咽神经和交感神经咽支共同构成咽丛，分布于咽缩肌、软腭的肌肉及咽部黏膜。

（5）脑膜支：发自迷走神经上神经节，分布于颅后窝硬脑膜，传导一般躯体感觉冲动。

2. 胸部分支

（1）喉返神经（recurrent laryngeal nerve）：左、右喉返神经的起始和行程有所不同。右喉返神经在迷走神经干经右锁骨下动脉前方处发出，向下后方勾绕此动脉上行，返回颈部。左喉返神经起始点稍低，在左迷走神经干跨过主动脉弓前方时发出，勾绕主动脉弓下后方上行，返回颈部。在颈部左、右喉返神经均走行于气管与食管之间的沟内，至甲状腺侧叶深面、环甲关节后方进入喉内，终支称喉下神经，分数支分布于喉。其中特殊内脏运动纤维支配除环甲肌以外的所有喉肌，一般内脏感觉纤维分布于声门裂以下的喉黏膜。喉返神经在行程中还发出心支、气管支和食管支，分别参加心丛、肺丛和食管丛。

（2）支气管支：是左、右迷走神经在胸部发出的若干小支，与交感神经的分支共同构成肺丛，传导脏器和胸膜的感觉同时支配器官的平滑肌及腺体（参阅教材图）。

3. 腹部的分支 全部由一般内脏运动（副交感）纤维和一般内脏感觉纤维构成。

（1）胃前支（anterior gastric branches）：沿胃小弯向右，沿途发出 4～6 个小支，分布于胃前壁。

（2）肝支（hepatic branches）：也由迷走神经前干在贲门附近分出，向右行于小网膜内，参加构成肝丛，随肝固有动脉分支分布于肝、胆囊等处（参阅教材图）。

（3）胃后支（posterior gastric branches）：沿胃小弯后面走行，沿途分支分布于胃后壁（参阅教材图）。

（4）腹腔支（celiac branches）：为迷走神经后干的终支，向右行至腹腔干附近，与交感神经一起构成腹腔丛，伴腹腔干、肠系膜上动脉及肾动脉等血管分支分布于肝、胆、胰、脾、肾及结肠左曲以上的腹部消化管（参阅教材图）。

（十一）副神经

在末四对脑神经标本上观察（图 100）。副神经（accessory nerve）是运动性脑神经，由脑根和脊髓根两部分组成。脑根起于延髓的疑核，为特殊内脏运动纤维，自橄榄后沟下部，迷走神经根丝下方出脑，与副神经的脊髓根同行，一起经颈静脉孔出颅，此后加入迷走神经内，随其分支支配咽喉部肌。目前认为组成副神经颅外段的纤维实则来自脊髓根。副神经的脊髓根也是特殊内脏运动纤维，起自颈部脊髓节段的副神经核，自脊髓前、后根之间出脊髓，在椎管内上行，经枕骨大孔入颅腔，再与脑根一起经颈静脉孔出颅，此后又与脑根分开，绕颈内静脉行向外下方，经胸锁乳突肌深面分出一支入该肌后，终支在胸锁乳突肌后缘上、中 1/3 交点处继续向外下后斜行，于斜方肌前缘中、下 1/3 交点处，进入斜方肌深面，分支支配此两肌（参阅教材图）。

（十二）舌下神经

在末四对脑神经标本上观察（图 100）。舌下神经（hypoglossal nerve）只含躯体运动纤维，起于延髓内的舌下神经核，根丝自延髓前外侧沟出脑，向外侧经舌下神经管出颅，继而在颈内动、静脉之间弓形向前下走行，达舌骨舌肌浅面，在舌神经和下颌下腺管下方穿颏舌肌入舌，支配全部舌内肌和部分舌外肌。

【课堂互动与提问】

（1）经眶上裂入眶的脑神经有哪些？

（2）穿海绵窦外侧壁的脑神经有哪些？由上往下排列。

（3）分布于视器的脑神经有哪些？简述其功能。

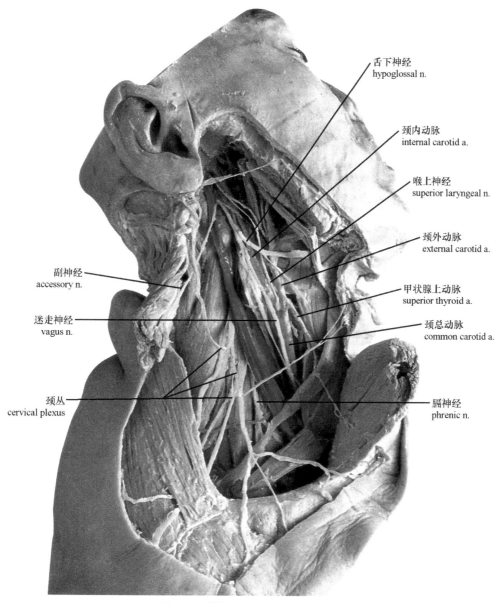

图 100　副神经、舌下神经迷走神经

（4）分布于舌的脑神经有哪些？简述其功能。
（5）简述一侧动眼神经损伤有什么表现。
（6）简述单侧面神经损伤会有什么表现。
（7）简述一侧舌下神经损伤会有什么表现。

（曾效恒）

第三节 内脏神经

【实验目的与要求】

（1）了解内脏神经概念和区分；熟悉内脏运动神经的特点；掌握节前纤维和节后纤维的概念。

（2）掌握交感神经低级中枢的部位，交感神经节的位置，交感干的组成和位置，熟悉节前和节后纤维的走向，了解其分布概况；熟悉灰、白交通支，内脏大、小神经的概念。

（3）掌握副交感神经低级中枢部位，节前纤维行程和节后纤维的分布。

（4）熟悉交感神经和副交感神经的主要区别；了解内脏感觉神经的概念。

【实验难点】

（1）交感神经节，交感干，交通支。

（2）副交感神经节，副交感核。

（3）内脏神经丛。

【实验材料】

1. 标本　头颈胸腹后壁（示交感干，椎前节，灰、白交通支，内脏大、小神经）。

2. 模型

（1）自主神经。

（2）脑干核团模型。

（3）第Ⅲ、Ⅴ、Ⅶ、Ⅸ、Ⅹ对脑神经模型。

【注意事项】

（1）把讲课内容、教材理论与内脏神经模型、标本结构的探寻有机结合，正确理解内脏神经在整个神经系统中的位置，以及其与其他神经的关系，重在理清思路，弄懂概念。

（2）注意内脏神经的许多结构在标本上看不清楚，需要对照模型一一辨别。

【实验观察】

内脏神经是神经系统的一个组成部分。它包括中枢部和周围部。中枢部位于脑和脊髓内。周围部包括内脏感觉神经和内脏运动神经。后者又分为交感神经和副交感神经。

内脏神经周围部经过某些脑神经和脊神经连于脑和脊髓。此外，它还单独形成一些结构。这一节，我们来学习这些结构，重点对内脏运动神经理论内容与实验探寻的有机结合。

一、交感神经

找到显示内脏神经全貌的模型，在脊柱胸段的右侧找到右交感干，它呈链状，局部膨大的结构是交感干神经节，节与节之间的神经称节间支。位于胸部的交感干神经节叫胸神经节。每个胸神经节与相应的肋间神经（胸神经前支）之间连有两条神经，叫交通支。其中一条是白交通支，另一条是灰交通支（图101）。

在模型上，右锁骨下动脉已切除一小段，在此段的后方可见一个很大的神经节，叫颈胸神经节（由颈下神经节和第一胸神经节融合而成）。在此节上方约1cm处是较小的颈中神经节，它位于第6颈椎横突处前方，颈中神经节上端的细小神经向上追索，可找到很大呈梭形的颈上神经节。

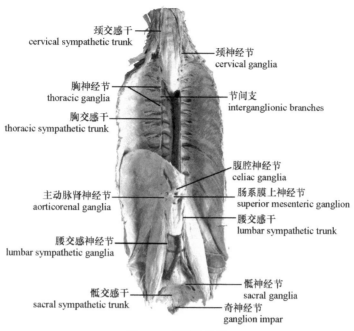

图 101 交感神经干

　　在右腰大肌上段的内前方，找到位于脊柱腰段两侧的交感干，可见有三处略膨大，分别为第一、第二、第三腰神经节。腰部的交感干与胸部的交感干是直接延续的，由于模型上有膈肌以及右肾动脉等结构的覆盖，故它们的连续情况未能显示。在右髂内动脉起始段的内侧有一个神经节，是交感干的第五腰神经节。由此向下追索，在骶骨前面还可见到两个神经节。它们是第一、第二骶神经节。由于交感干大部分位于脊柱两旁，故交感干神经节又称椎旁神经节。

　　在模型上，再找到颈胸神经节。紧接该节下方的是第二胸神经节（模型上做得很小）。往下计数，可见从第六、第七、第八、第九胸神经节各发出一个分支走向前内侧，合成一条神经，叫内脏大神经，穿膈肌下行入腹腔，终止于腹腔干两侧的腹腔神经节；从第十、第十一胸神经节各发出一个分支合成内脏小神经，穿膈肌下行入腹腔，终止于腹主动脉和肾动脉夹角处的主动脉肾神经节。在肠系膜上、下动脉根部附近还可看到肠系膜上、下神经节。由第一、第二、第三腰神经节各发出一分支，称腰内脏神经，斜向下内前至腹主动脉丛，终止于肠系膜下神经节。腹腔神经节、主动脉肾神经节、肠系膜上神经节、肠系膜下神经节都位于脊柱的前方，统称椎前神经节。椎前节和椎旁节都是交感神经节。

二、副交感神经

　　在外直肌后段（已被翻向后）的内侧找到睫状神经节。动眼神经的副交感节前纤维终止于此节，由此节发出节后纤维支配瞳孔括约肌和睫状肌。

　　在乳突剖面处找到面神经。它向前发出一个分支，叫岩大神经。其内的副交感节前纤维终止于翼腭窝内的翼腭神经节。该节发出节后纤维支配泪腺、鼻腭黏膜的腺体。在下颌骨体断面处找到连于舌神经下方的下颌下神经节。面神经的另一部分副交感节前纤维经鼓索、舌神经终止于下颌下神经节。由此节发出节后纤维支配下颌下腺和舌下腺。

舌咽神经中的副交感节前纤维终止于耳神经节，由此节发出节后纤维支配腮腺（耳神经节位于卵圆孔下方，下颌神经内侧，模型上未显示）。

找到迷走神经。它在颈部和胸部发出很多分支，与交感干的分支组成许多丛，如咽丛，心丛、肺丛、食管丛等。迷走神经以迷走前干和后干的方式伴食管穿膈肌入腹腔，参与组成腹腔内的神经丛。

在盆腔的右侧找到第二、第三、第四骶神经前支。它们各向前发出一细小分支，叫盆内脏神经（又叫勃起神经）。盆内脏神经向前行，参与组成盆丛（位于直肠两侧），分布于盆腔器官。

三、内脏运动神经的纤维去向与分布规律

从整体上了解模型的内容，打开开关后，电动模型将自动分步显示内脏运动神经的各部结构。该模型有 8 个分步显示内容（在模型上有标注），第 1～7 分步显示交感神经，首先自动分步显示交感神经的低级中枢，再显示其节前纤维的三种去向及换神经元的部位，然后显示节后纤维的三种去向及其分布；第 8 步分步显示副交感神经的低级中枢、节前纤维、副交感神经节、节后纤维去向与分布。

同学们在打开电动模型前，先熟悉理论内容，再在模型上进行结构辨认，模型的内容是把抽象的理论知识简单化、形象化，帮助大家理解。

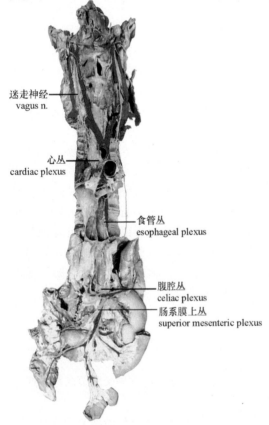

迷走神经
vagus n.

心丛
cardiac plexus

食管丛
esophageal plexus

腹腔丛
celiac plexus

肠系膜上丛
superior mesenteric plexus

图 102　内脏神经（前面观）

四、内脏神经丛

内脏神经丛（图 102）主要是由交感神经节后纤维、副交感神经节前纤维和内脏感觉纤维三种纤维组成。前面叙述的神经丛均是内脏神经丛。在腹主动脉上段的前方，围绕腹腔干和肠系膜上动脉根部的神经丛叫腹腔丛，是最大的内脏神经丛。它伴随动脉的分支（包绕在动脉分支周围）形成许多副丛，其名称基本上与动脉同名。由腹腔丛沿腹主动脉表面下延的部分叫腹主动脉丛。位于左右髂总动脉之间、第 5 腰椎前方的是上腹下丛。位于直肠两侧的盆丛又叫下腹下丛。上述各丛之间均有纤维联系。

内脏感觉神经（或称内脏感觉纤维）不仅参与组成内脏神经丛，也参与前面叙述的交感神经和副交感神经结构的组成。换言之，上述所有结构内都包含有内脏感觉纤维成分。例如，白交通支和内脏大、小神经内不仅仅是交感节前纤维，在交感神经节和副交感神经节内，也有内脏感觉纤维穿过。

五、在内脏神经标本上辨认下列各结构

颈上神经节、颈中神经节（可能缺如）、颈下神经节和第一胸神经节（或颈胸神经节）、各胸神经节及节间支、交通支、腰神经节、骶神经节（可能未显示）、内脏大神经、内脏小神经、腹腔神经节。

【课堂互动与提问】

（1）何谓节前纤维？何谓节后纤维？

（2）何谓白交通支和灰交通支？灰、白交通支各有多少对，各含什么纤维成分？内脏大小神经内含有什么纤维成分？

（3）交感神经和副交感神经的低级中枢各位于何处？

（4）交感神经和副交感神经的异同点有哪些？

（5）神经节分哪几类？

（李严兵）

第十五章 脑和脊髓的被膜

【实验目的与要求】

（1）掌握脑和脊髓被膜的层次。

（2）掌握硬脑膜外隙的位置、结构及意义。

（3）掌握硬脑膜的特点与形成物（大脑镰、小脑幕）及硬脑膜窦，掌握海绵窦的位置、内容及交通，了解其他硬脑膜窦的位置和交通。

（4）掌握蛛网膜下隙及终池的位置、内容；了解蛛网膜粒、脉络丛、终丝、齿状韧带。

（5）掌握脑室系统及脑脊液的产生和循环途径。

（6）掌握脑的动脉供血来源，颈内动脉、椎动脉和基底动脉的行径及主要分支分布，掌握大脑前、中、后动脉的行程和分布概况，掌握大脑动脉环的组成。

【实验难点】

（1）脊髓蛛网膜、齿状韧带、蛛网膜下隙。

（2）蛛网膜粒，各脑室脉络丛。

（3）通过海绵窦的结构。

（4）大脑大静脉。

【实验材料】

（1）各种脑标本；游离的脑被膜。

（2）带被膜的脊髓标本。

（3）带血管的脑标本和脊髓标本。

（4）头颈正中矢状切面标本；显示各个脑室的标本和模型。

（5）瓶装标本。

【注意事项】

先按照实验指导描述，对照标本观察，然后须认真阅读教材的有关内容，方能全面掌握这部分内容。

【实验观察】

脑和脊髓的外面包有三层被膜，由外向内依次为硬脑膜、蛛网膜和软脑膜。

一、脑的被膜

（一）硬脑膜

取显示硬脑膜（cerebral dura mater）的头部标本观察（图 103）。此标本的脑组织已取出，可见贴于颅腔壁内面有一层厚而坚韧的纤维结缔组织膜，即硬脑膜。硬脑膜的上部沿正中矢状面向下形成一片突起，形似镰刀，叫大脑镰，插入大脑纵裂内。其前端较窄，附于鸡冠上，后端较宽，与一片近水平位的硬脑膜突相连，此片结构叫小脑幕。小脑幕的中部较高，两侧较低，伸入大脑小脑裂内。它的后缘附于横窦沟，两侧缘附于岩上窦沟，前缘游离，中部为一大切迹，叫幕切迹，正好包绕中脑。在小脑幕的下方，可见颅后窝后壁正中线上有一小片硬脑膜突，叫小脑镰。它伸入小脑两个半球之间。此外硬脑膜在垂体窝上形成环行的鞍隔。其中部有一孔，由漏斗通过。垂体则位于鞍隔的下方。

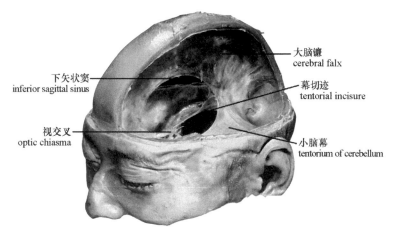

大脑镰
cerebral falx

下矢状窦
inferior sagittal sinus

幕切迹
tentorial incisure

视交叉
optic chiasma

小脑幕
tentorium of cerebellum

图 103　硬脑膜

取离体的硬脑膜观察。先认清大脑镰和小脑幕，辨明标本的方位。在大脑镰的上缘找到它的横断面，可见到一个呈三角形的腔隙（内有血凝块），叫上矢状窦。它纵贯大脑镰上缘的全长。其前部较小，后部较大，大脑镰下缘内也有一条很小的腔隙，叫下矢状窦（标本上多已看不到，体会其位置即可）。大脑镰与小脑幕相接处也有一条腔隙，叫直窦。直窦的前端接下矢状窦的后端，后端与上矢状窦的后端，在枕内隆凸处汇合。在小脑幕的后缘可见到粗大的横窦。它左右各一，位于横窦沟内。左右横窦的后内侧端始于枕内隆凸处，接续上矢状窦与直窦，此处四窦汇合，称窦汇。横窦前外侧端弯曲向下续接乙状窦。乙状窦位于乙状窦沟内，其下端于颈静脉孔处连于颈内静脉。对照去顶颅和显示硬脑膜的头部标本，体会横窦和乙状窦的位置。在已取脑的头部标本上观察。找到垂体窝，在其两侧有由硬脑膜形成的腔隙，称海绵窦。

在此标本上，海绵窦的外侧壁已除去，显示出海绵窦腔及通过海绵窦的颈内动脉和脑神经。试辨认颈内动脉和通过海绵窦的脑神经。

在去顶颅上，观察海绵窦的位置及范围。海绵窦位于蝶鞍两侧的颈动脉沟处，前达眶上裂的内侧部，后达颞骨岩部的尖端。在去顶颅上找到岩上窦沟和岩下窦沟。岩上窦沟位于颞骨岩部的上缘。其前端达破裂孔处，后外侧端连于横窦沟的前外侧端。岩上窦沟内有岩上窦。分别与海绵窦和横窦相连，岩下窦沟位于枕骨和颞骨岩部之间。它的上端也达破裂孔后缘处，下端至颈静脉孔。岩下窦沟内有岩下窦。海绵窦借岩下窦连于颈内静脉起始端。

上述各窦位于硬脑膜内，内有静脉血，故总称为硬脑膜静脉窦（简称硬脑膜窦）。

（二）脑蛛网膜和软脑膜

脑蛛网膜（cerebral arachnoid mater）位于硬脑膜深面，为半透明的薄膜。软脑膜（cerebral pia mater）为紧贴脑表面的一层富有血管的薄膜。脑蛛网膜与软脑膜之间为蛛网膜下隙，内有脑脊液。在整脑标本上观察，可见跨过脑沟有一层半透明薄膜，即脑蛛网膜。脑蛛网膜除伸入大脑纵裂和大脑小脑裂外，在各脑沟处均跨越脑沟。脑蛛网膜在脑回处，与其深面的软脑膜贴近，并借结缔组织相连，故不易分开。软脑膜沿脑实质表面伸入脑沟内，不易与脑实质分离，蛛网膜下隙在某些部位较宽大，则称蛛网膜下池，其中在小脑和延髓之间的称小脑延髓池。在脑蛛网膜完整的标本上可清楚地看到它（但大多数脑标本，此处的脑蛛网膜都已破坏，只好体会其位置）。

在大脑半球上缘外，可看到蛛网膜形成很多大小不等的颗粒状突起，叫蛛网膜粒（有些标本上已没有了，可多找几个标本观察）。蛛网膜粒突入上矢状窦。标本上看到的蛛网膜粒是取脑时从上矢状窦中拉出来的。如果在脑标本上找不到蛛网膜粒，也可取已切开上矢状窦的硬脑膜观察它。

二、脊髓的被膜

在离体脊髓标本上观察。脊髓最外面一层厚而坚韧的结缔组织膜称硬脊膜，显而易见。紧贴脊髓表面一薄层结缔组织膜，叫软脊膜，不易与脊髓分离。在硬脊膜和软脊膜之间是一层半透明薄膜，叫脊髓蛛网膜。在标本上，脊髓蛛网膜大多已破坏，仅在少数部位尚可见到（可请老师协助辨认它）。在脊髓蛛网膜和软脊膜之间也有较宽的间隙，即蛛网膜下隙。再观察脊髓的两侧面。在前后根丝之间可见一条由软脊膜形成的纵行带状结构（左右各一），由此结构发出十几到二十几个呈三角形的突起，其尖顶着蛛网膜附着于硬脊膜内面。这一对纵行的锯齿状结构，称齿状韧带。软脊膜在脊髓下端向下形成终丝。终丝和齿状韧带对脊髓起固定作用。

在除去后壁的椎管标本上观察。硬脊膜易于辨认，其上端附于枕骨大孔周缘；下端呈盲囊状，平对第2骶椎。硬脊膜与椎管壁内面的骨膜之间的窄隙，叫硬膜外腔。在此腔内可见有脊神经根穿过。在此标本上，硬脊膜已沿中线剪开。将它翻向两侧，观察马尾。在马尾的表面还可见到残留的脊髓蛛网膜。该膜也下延到第2骶椎高度。在脊髓下端至第2骶椎水平，由蛛网膜围成一大腔隙，叫终池，内含有马尾。终池也是蛛网膜下池之一。

【课堂互动与提问】

（1）临床上，由于小脑幕上方一侧脑组织的病变（多为占位性），使颞叶内侧的海马沟回向下移位，挤入小脑幕裂孔，压迫小脑幕切迹周围的脑组织、血管、神经，由此产生一系列临床症状、体征和后果，即小脑幕切迹疝，或称颞叶钩回疝。为什么出现不同程度的意识障碍？为什么出现同侧瞳孔散大？为什么出现对侧肢体上运动神经元瘫痪症状和体征？

（2）口服磺胺嘧啶，该药经肠道吸收和血液循环至脑脊液，然后回心，试述该药经脑脊液回心的详细途径。

（安　高）

第十六章 脑和脊髓的血管

【实验目的与要求】

（1）掌握脑的动脉供血来源，颈内动脉、椎动脉和基底动脉的行径及主要分支分布。

（2）掌握大脑前、中、后动脉的行程和分布概况，掌握大脑动脉环的组成。

【实验难点】

（1）大脑大静脉。

（2）中央支。

【实验材料】

（1）脑血管的标本和模型。

（2）瓶装标本。

【注意事项】

先按照实验指导描述，对照标本观察，然后须认真阅读教材的有关内容，方能全面掌握这部分内容。注意爱护标本和模型。

【实验观察】

一、脑 的 动 脉

脑的血液供应来源于双侧的颈内动脉和椎动脉。

（一）在脑的动脉模型上观察

1. 颈内动脉（internal carotid artery）　在模型上找到视交叉。位于视交叉两侧的粗大血管即左右颈内动脉。颈内动脉起于颈 总动脉，在颈部上升至颅底，经颈动脉管入颅腔后立即进入海绵窦，在窦内沿颈动脉沟前行，然后转向上，在前床突的内侧穿出海绵窦，至视交叉的外侧，在此，它分为数支。

（1）大脑前动脉（anterior cerebral artery）：自颈内动脉分出后，行向前内侧，进入大脑纵裂，沿胼胝体沟向后走，沿途分支分布于额叶下面一部分、顶枕沟以前的大脑半球内侧面及额、顶叶上外侧面的上部。左右大脑前动脉在进入大脑纵裂以前，借短而粗大的吻合支相连，此吻合支叫前交通动脉。

（2）大脑中动脉（middle cerebral artery）：是颈内动脉的最大分支，可视为其直接延续。它走向外侧进入外侧沟，沿脑岛表面走向后上方，沿途发出分支分布于岛叶和大脑半球上外侧面的绝大部分。上面观察大脑前、中动脉的分支都是沿脑表面和脑沟内走行，供应大脑皮质及其邻近的髓质的血液，这些分支称为皮质动脉或皮质支。在大脑前、中后动脉的近侧段，还发出很多细小分支，进入大脑深部，供应深部的血液，这些细小分支称为中央动脉或中央支。

（3）脉络丛前动脉（anterior choroid artery）：找到大脑中动脉起始段，可见它向后发出许多细小分支，其中最内侧的一支叫脉络丛前动脉，其余为大脑中动脉的中央支。脉络丛前动脉沿视束行向后，进入侧脑室，终于侧脑室脉络丛。

（4）后交通动脉（posterior communicating artery）：自颈内动脉发出后，行向后，与大

脑后动脉吻合。

2. 椎动脉（vertebral artery） 在延髓的前面可见一对较大的动脉，即椎动脉。椎动脉发自锁骨下动脉，穿上六个颈椎横突孔，经枕骨大孔入颅腔，沿延髓的前外侧面上行并逐渐相互靠近，在延髓脑桥沟附近合成单一的基底动脉，行于脑桥的基底沟内。

椎动脉在锥体交叉附近，向后外下发出一支脊髓后动脉（有的脑动脉模型未显示）；在橄榄下端附近，向外侧发出小脑下后动脉，走向后下，分布于小脑下面的后部；在汇合成基底动脉前，向内侧发出细小的脊髓前动脉。双侧的脊髓前动脉汇合成一干，沿前正中裂下行。

基底动脉在它的起始段（下段）发出一对稍大的分支，叫小脑下前动脉，走向后外侧，分布于小脑下面的前部，中段发出数对细小分支，其中最下方一对叫迷路动脉，经内耳道至内耳，其余几对叫脑桥动脉，分布于脑桥基底部，上端发出的两对较大的动脉，其中下方一对略小，叫小脑上动脉，绕脑干向后走，分布于小脑的上面，上方一对略粗，叫大脑后动脉，绕脑干走向后，分支分布于大脑半球枕叶的全部和颞叶的下面。大脑后动脉起始段与后交通动脉相连。

观察脑的动脉模型的底面，可见双侧的颈内动脉，大脑前、后动脉起始段，前，后交通动脉彼此吻合成环形，叫大脑动脉环。

（二）在显示脑血管的整脑标本上辨认

颈内动脉、大脑前动脉、前交通动脉、大脑中动脉、后交通动脉、椎动脉、基底动脉，小脑下后动脉、小脑下前动脉、小脑上动脉、大脑后动脉。试找脉络丛前动脉、脑桥动脉及中央动脉。

二、脑 的 静 脉

脑的静脉不与动脉伴行，可分浅、深两组。浅组收集皮质及皮质下髓质的静脉血，注入邻近的硬脑膜窦，试在整脑标本上观察大脑浅静脉。大脑深静脉收集深部结构的静脉血，最后汇合成一条大脑大静脉，于胼胝体压部的后下方向后注入直窦，试在离体硬脑膜上，于直窦的前端找到大脑大静脉。

【课堂互动与提问】

（1）颈内动脉系统的脑血管堵塞的症状多以偏瘫、偏身感觉障碍、偏盲三偏征和精神症状为多见，这是脑血管堵塞的症状中相对典型的表现，为什么？内囊的血供主要是哪些动脉？

（2）大脑动脉环位于何处？由哪些动脉吻合而成，有何意义？

（安 高）

第十七章 传 导 通 路

第一节 感觉传导通路

【实验目的与要求】

（1）掌握躯干、四肢深感觉传导通路的组成，各级神经元胞体的位置及其纤维的行程、交叉部位和向大脑皮质投射的部位。掌握各不同部位的损失表现。

（2）掌握躯干、四肢和头面部浅感觉传导通路的组成，各级神经元胞体的位置及其纤维的行程、交叉部位和向大脑皮质投射的部位。掌握各不同部位的损失表现。

（3）掌握视觉传导通路的组成、交叉特点和向大脑皮质投射的部位。掌握各不同部位的损失表现。

（4）掌握瞳孔对光反射通路。掌握各不同部位的损失表现。

（5）了解听觉传导通路的组成和向大脑皮质投射的部位。

【实验难点】

（1）躯干、四肢深感觉传导通路。

（2）躯干、四肢和头面部浅感觉传导通路。

（3）视觉传导通路和瞳孔对光反射通路。

【实验材料】

（1）深感觉传导通路模型。

（2）浅感觉传导通路模型。

（3）视、听觉传导通路模型。

【注意事项】

传导通路模型均为有机玻璃制品，较脆易坏，请注意爱护，不要随意搬动，如需搬动，请用双手捧着底座。

【实验观察】

一、躯干、四肢深感觉传导通路

深感觉即本体感觉。来自肌、腱、关节的本体感觉冲动一方面传至大脑皮质，产生意识性感觉，此通路称为意识性本体感觉传导通路；另一方面亦传至小脑，但并不产生意识性感觉，此通路称为非意识性本体感觉传导通路。

观察深感觉传导通路模型。此模型有九个水平切面，自下而上依次是：第一、第二片为脊髓胸段切面；第三片为脊髓颈段切面；第四片为经内侧丘系交叉的延髓切面；第五片为经橄榄中部的延髓切面；第六片为经面神经丘的脑桥切面（后方连小脑切面）；第七片为脑桥上部切面；第八片为平上丘的中脑切面；第九片为大脑水平切面。最上方是大脑的冠状切面。蓝色塑料线表示意识性本体感觉传导纤维；棕色塑料线代表非意识性本体感觉传导纤维。小金属球表示神经元胞体。现分别观察上述两条通路。

　　1. 意识性本体感觉传导通路　观察第一、第二、第三片。此通路的第一级神经元胞体位于脊神经节内，其纤维（蓝色）：周围突（仅做了一小段）分布至肌、腱、关节等处的本体觉感受器；中枢突经脊神经后根进入脊髓后索转向上行。在第一片，进入的纤维参与组成薄束；在第二片，进入的纤维走在后索的外侧份，参与组成楔束；在第三片进入的纤维走在更外侧。这说明在后索内，来自上位脊神经的本体感觉纤维走在下位脊神经本体感觉纤维的外侧。第四片：薄束和楔束分别终止于延髓的薄束核和楔束核（即此通路的第二级神经元胞体所在）。由此两核发出的第二级纤维绕中央灰质向前内侧走行，在中央灰质前方的中线上，两侧的纤维交叉形成内侧丘系交叉。交叉后的纤维转向上行，组成内侧丘系。第五片：内侧丘系在双侧下橄榄核内侧、中线两旁上行。第六、第七片：内侧丘系与斜方体（横行纤维）互相交错。第八片：内侧丘系在红核的背外侧上行。第九、第十片：内侧丘系上行终止于背侧丘脑腹后外侧核（即此通路的第三级神经元胞体所在），由此核发出的第三级纤维即丘脑中央辐射经内囊后肢上行，主要投射至大脑皮质中央后回的中、上部和中央旁小叶后部，部分纤维投射至中央前回。

　　躯干四肢的精细触觉（属于浅感觉）传导通路与其意识性本体感觉传导通路完全一致，在此一并观察，后面不再详述。

　　2. 非意识性本体感觉传导通路　观察第一、第二片的右侧半（以模型的左右侧为准，下同）。此通路的第一级神经元胞体位于脊神经节内，两根纤维（棕色）：周围突分布至肌、腱、关节等处的本体觉感受器；中枢突经脊神经后根进入脊髓后行向前。其中一根纤维止于胸核，由胸核发出的纤维在同侧外侧索组成脊髓小脑后束；另一根纤维止于后角和外侧中间灰质，由此处发出的纤维，一部分至同侧外侧索，组成同侧脊髓小脑前束，另一部分至对侧外侧索，组成对侧脊髓小脑前束。就是说，一侧脊髓小脑前束由双侧（主要是对侧）后角和外侧中间灰质发出的纤维组成。脊髓小脑后束上行加入小脑下脚（第五片）；转向后行，终止于小脑蚓皮质（第六片）。脊髓小脑前束在脊髓小脑后束的前方上行（第一至四片），至脑桥上部绕过小脑上脚（第七片），止于小脑蚓皮质（第六片后部）。

　　小脑上脚是小脑的主要传出纤维，主要发自齿状核和栓状核，也发自球状核（第六片）。它行向前上，在中脑下部形成小脑上脚交叉（第八片下方），上行终止于红核（第八片）。

二、浅感觉传导通路

　　浅感觉包括痛觉、温度觉、触觉（又分精细触觉和粗触觉）、压觉。

　　在浅感觉传导通路模型上观察。此模型有八个水平切面，从下而上依次是：第一、第二片为脊髓胸段切面；第三片为脊髓颈段切面；第四片为经内侧丘系交叉延髓切面；第五片为经橄榄中部的延髓切面；第六片为经三叉神经根的脑桥中部切面；第七片为经上丘的中脑切面；第八片为大脑水平切面。最上方是大脑冠状切面。蓝色塑料线表示粗触觉、压觉传导纤维；绿色塑料线表示痛觉、温度觉传导纤维。

　　1. 躯干、四肢浅感觉传导通路

　　（1）躯干、四肢精细触觉传导通路：此传导通路与躯干和四肢意识性本体感觉传导通路完全一致。

　　（2）躯干、四肢粗触觉、压觉传导通路：观察第一、第三片左侧半。此传导通路的第一极神经元胞体位于脊神经节内，其纤维（蓝色）：周围突分布至躯干和四肢皮肤内的感受器；中枢突经后根进入脊髓后行向前，止于后角（即此通路的第二级神经元胞体所在）。由后角发出的第二级纤维上升1～2个节段经白质前连合越边至对侧，转向上行组成脊髓丘脑前束。

观察模型的右侧半，脊髓丘脑前束上行至延髓下部与脊髓丘脑侧束（绿色）走在一起，合称为脊髓丘系（第四片）。脊髓丘系上行，在延髓中上部（第五片）位于下橄榄核的背外侧；在脑桥（第六片）位于斜方体外侧端的背侧；在中脑（第七片）位于内侧丘系外侧端的背侧；终止于背侧丘脑的腹后外侧核（即此通路的第三级神经元胞体所在）。由此核发出的第三级纤维即丘脑中央辐射，经内囊后肢上行，投射到大脑皮质中央后回的中、上部和中央旁小叶后部（第九片）。

（3）躯干、四肢痛温觉传导通路：此传导通路包括传导痛觉、热觉、冷觉三种纤维。观察第一片左侧半。此传导通路的第一级神元胞体位于脊神经节内，其纤维（绿色）：周围突分布至躯干和四肢皮肤内的感受器；中枢突经后根进入脊髓后，在胶状质的背外侧上行1～2个脊髓节段，组成背外侧束，然后终止于后角（第二片左侧，即此通路的第二级神经元胞体所在）。由后角发出的第二级纤维（绿色），经白质前连合越边至对侧，转向上行组成脊髓丘脑侧束。观察模型的右侧半，脊髓丘脑侧束上行至延髓下部（第四片），与脊髓丘脑前束走在一起，合称为脊髓丘系。再向上的通路及皮质投射区同触压觉一致，不再重述。

2. 头面部浅感觉传导通路

（1）头面部触压觉传导通路：观察第六片左侧。此传导通路的第一级神经元胞体位于三叉神经节内，其纤维（蓝色）：周围突分布至头面部皮肤及口鼻腔黏膜的相应感受器；中枢突经三叉神经进入脑桥后，终止于三叉神经脑桥核（即此通路的第二级神经元胞体所在）。由此核发出第二级纤维越边至对侧上行，参与组成三叉丘系。观察模型的右侧。三叉丘系上行，在中脑（第七片）位于脊髓丘系的背侧，终止于背侧丘脑腹后内侧核（即此通路的第二级神经元胞体所在）。由此核发出的第三级纤维，经内囊后肢，投射至大脑皮质中央后回的下部（第九片）。

（2）头面部痛温觉传导通路：观察第六片左侧。此传导通路的第一级神经元胞体位于三叉神经节内，其纤维（绿色）：周围突分布至头面部皮肤及口鼻腔黏膜的相应感受器；中枢突经三叉神经根进入脑桥后向下行，组成三叉神经脊束，终止于三叉神经脊束核（第五、第四片，即此通路的第二级神经元胞体所在）。由此核发出的第二级纤维越边向上行，参与组成三叉丘系。观察模型的右侧。三叉丘系在延髓（第四、第五片）位于脊髓丘系的内侧，在脑桥中部（第六片），来自三叉神经脊束核和三叉神经脑桥核的两种纤维走在一起，共同组成三叉丘系。再向上的通路和皮质投射区同触压觉一致，不再重述。

三、视觉、听觉传导通路及瞳孔对光反射通路

在视、听觉传导通路模型上观察。此模型有七个水平切面，自下而上依次是：第一、第二片为脊髓胸段切面；第三片为延髓上端切面，其两侧前方连有耳蜗和蜗神经；第四片为脑桥下部切面；第五片为经下丘的中脑切面；第六片为经中脑上丘的切面，其前方连有眼球、视神经、视交叉和视束；第七片为大脑的水平切面；最上方为大脑的冠状切面。位于左前方的链状结构代表交感干上段，其上有六个膨大，从上至下依次是颈上神经节、颈中神经节、颈下神经节和第一、第二、第三胸神经节。颈上神经节上方的红色结构表示颈内动脉。发自颈上神经节的交感神经节后纤维（白色）围绕颈内动脉，形成颈内动脉丛。

1. 听觉传导通路（visual pathway） 模型上的听觉传导纤维为绿色。观察第三片左半。此通路的第一级神经元（双极细胞）胞体在蜗轴中聚集成蜗神经节，其周围突分布至螺旋器；中枢突组成蜗神经，入脑后终止于蜗神经前核和蜗神经后核（即此通路的第二级神经元胞体所在）。由此两核发出的第二级纤维：一部分越边至对侧，组成斜方体（第四片），然后转

向上行，形成外侧丘系；另一部分不越边，参与同侧外侧丘系的组成。这就是说，一侧的外侧丘系来自双侧（主要是对侧）的蜗神经前、后核。外侧丘系在中脑下部（第五片）位于三叉丘系的背侧、下丘的腹外侧。其大部分纤维止于下丘（即此通路的第三级神经元胞体所在）；少部分纤维与下丘发出的纤维（未显示）一起，经下丘臂到达并终止于内侧膝状体（即此通路的第四级神经元胞体所在）。由内侧膝状体发出的纤维组成听辐射，经内囊后肢投射到大脑皮质的颞横回（第七、第八片）。

2.视觉传导通路（auditory pathway）　观察第六片。发自视网膜颞侧半（外侧半）的纤维（黄色）经视神经到视交叉，在视交叉处　不越边，加入同侧视束；发自视网膜鼻侧半（内侧半）的纤维（蓝色）在视交叉处越边，加入对侧视束。视束绕大脑脚向后走，终止于外侧膝状体。由外侧膝状体发出的纤维组成视辐射，经内囊后肢投射到枕叶距状沟上下的皮质（第七片左半）。

3.瞳孔对光反射通路（pupillary light reflex）　瞳孔对光反射是视觉反射的一种。它表现为光照一侧眼的瞳孔，出现两眼瞳孔缩小的反应。观察第六片。视束中除一部分纤维终止于外侧膝状体外，还有一部分纤维继续向后，终止于顶盖前区（模型上用上丘的位置代替顶盖前区，此区的位置比上丘略高，是瞳孔对光反射中枢）。由一侧顶盖前区发出纤维（红色）至双侧的动眼神经副核。由动眼神经副核发出副交感节前纤维（黄色）加入动眼神经，最后终止于睫状神经节（在左视神经外侧显示了此节）。由此神经节发出副交感节后纤维至瞳孔括约肌。从视网膜（感受器）接受光线，一直到引起瞳孔括约肌（效应器）收缩，神经冲动所经过的路线（或结构）就是瞳孔对光反射通路。

再观察第六片和第五片。视束一部分纤维终止于上丘，外侧丘系一部分纤维终止于下丘。由上丘和下丘发出纤维（蓝色）越边后下行，组成顶盖脊髓束。此束终止于前角细胞（第二、第一片）。它是由视觉和听觉引起躯干、四肢肌运动反应的反射通路。

【课堂互动与提问】

（1）试述针刺小指皮肤引起的痛觉冲动经何途径传至大脑皮质？

（2）一侧视束损伤有何表现？

（3）一侧视神经损伤和一侧动眼神经损伤瞳孔对光反射有何变化？

（王　莉）

第二节　运动传导通路

【实验目的与要求】

（1）掌握皮质脊髓束的起始、下行途径、交叉部位及终止。掌握各不同部位的损失表现。

（2）掌握皮质核束的起始、下行途径及对脑神经运动核的支配概况。掌握各不同部位的损失表现。

【实验难点】

皮质脊髓束和皮质核束的起始、行径及终止。

【实验材料】

运动传导路（锥体系）模型。

【注意事项】

传导通路模型均为有机玻璃制品，较脆易坏，请注意爱护，不要随意搬动，如需搬动，请用双手捧着底座。

【实验观察】

一、锥 体 系

锥体系（pyramidal system）主要包括上、下两级运动神经元。上运动神经元的胞体位于中央前回和中央旁小叶前部，其轴突组成下行的锥体束。其中下行至脊髓，直接或间接终止于前角运动细胞的纤维称皮质脊髓束；下行至脑干，直接或间接终止于脑神经运动核的纤维称皮质核束。下运动神经元的胞体位于脑神经运动核和脊髓前角细胞内，其轴突组成脑神经和脊神经的运动纤维，管理骨骼肌的随意运动。

在运动传导通路（锥体系）模型上观察。此模型最上方是大脑冠状切面，还有十个水平切面，从上而下依次是：第一片为大脑水平切面；第二片为平上丘的中脑切面；第三片为平下丘的中脑切面；第四片为脑桥中部切面；第五片为平面神经丘的脑桥下部切面；第六片为平橄榄中部的延髓切面；第七片为平锥体交叉的延髓下段切面；第八片为脊髓颈段切面；第九、第十片为脊髓胸段切面。模型的左半显示皮质脊髓束；右半显示皮质核束。

1. 皮质脊髓束（corticospinal tract） 观察模型左半由皮质脊髓束起自大脑皮质中央前回中上部和中央旁小叶前部（大脑冠状切面），下行经内囊后肢（第一片），大脑脚底中部（第二、第三片）、脑桥基底部（第四、第五片）、延髓锥体（第六片）到延髓下端（第七片）。大部分纤维越边下行组成皮质脊髓侧束；小部分纤维不越边，继续在同侧的前索内下行，组成同侧的皮质脊髓前束。观察第八、第九、第十片，皮质脊髓束在下行途中不断发出纤维终止于同侧的前角；皮质脊髓前束的纤维则经白质前连合越边，终止于对侧的前角（也有部分纤维终止于同侧前角，模型上未显示）。

2. 皮质核束（corticonuclear tract） 观察模型的右半。皮质核束起自大脑皮质中央前回的下部（大脑冠状切面），经内囊膝（第一片）、大脑脚底中部（第二、第三片）、脑桥基底部（第四、第五片）下行，沿途不断地发出纤维终止于脑神经运动核。现观察右侧皮质核束的终止情况。第二片：止于双侧（同侧和对侧）动眼神经核。第三片：止于双侧的滑车神经核；第四片：止于双侧的三叉神经运动核。第五片：此切面上有展神经核和面神经核。展神经核位于后内侧，右皮质核束止于双侧展神经核；位于展神经核前外侧的红色柱状结构代表面神经核。切面上方的一半表示面神经核上部（发出纤维支配上部面肌）；切面下方的一半表示面神经核下部（发出纤维支配下部面肌）。右侧皮质核束的纤维止于双侧面神经核上部，但仅止于对侧（左侧）面神经核下部。第六片：此切面也有两对脑神经运动核。后内侧一对是舌下神经核；前外侧一对是疑核。一侧皮质核束的纤维止于双侧的疑核，但只止于对侧的舌下神经核。

二、锥 体 外 系

可以不看模型。掌握理论课上讲授的内容及教材上的有关概念，看懂教材上有关锥体外系（extrapyramidal system）的插图即可。

【课堂互动与提问】

（1）锥体系的组成和功能如何？

（2）何谓上、下运动神经元？上、下运动神经元分别损伤后的临床表现如何？

（3）一侧内囊膝损伤可导致哪些肌肉瘫痪？

（王 莉）

第十八章　内分泌系统

【实验目的与要求】

掌握甲状腺、甲状旁腺、胸腺、肾上腺、垂体的位置和形态。

【实验难点】

甲状腺、甲状旁腺、垂体的位置。

【实验材料】

（1）颈部显示甲状腺的标本。

（2）显示甲状旁腺的瓶装标本。

（3）打开胸前壁显示胸腺的小儿尸体。

（4）显示肾上腺的标本。

（5）头部显示垂体、松果体的标本或模型。

【注意事项】

注意在不同的标本上观察不同的器官时，注意爱惜标本，动作要轻，不要用力牵扯。注意将内分泌系统同周围其他结构区别。

【实验观察】

一、甲　状　腺

在颈部显示甲状腺的标本上观察。甲状腺（thyroid gland）形如"H"状，中间部较小，叫峡部。有些人从峡部向上伸出一个锥状叶，长短不一。峡部的两侧是较大的左右侧叶。峡部位于第2～4气管前方，两侧叶位于喉和气管上段的两侧。

二、甲状旁腺

在显示甲状旁腺（parathyroid gland）的标本上观察。甲状腺侧叶的后面，附有比绿豆略大、略扁的椭圆形小体，即为甲状旁腺（瓶装标本有红色标志指示）。一般每侧两个，其位置、大小都不太恒定。左新鲜标本上，甲状旁腺呈灰黄色，不透明，而甲状腺呈紫红色、半透明，两者易区分。经药固定后，两者颜色、质地看上去很相近，不易区分。

三、肾　上　腺

在显示肾上腺（suprarenal gland）的标本上观察，每侧肾的上端都罩有一个肾上腺，左侧的呈半月形，右侧的呈三角形，它们和肾不包在同一脂肪囊内。其实质可分为外层的皮质和内层的髓质。

四、胸　　腺

在打开胸前壁的小儿尸体标本上观察。胸腺（thymus）位于胸骨的后方，上纵隔前部。

它分为不对称的左右两叶，呈长扁条状、质柔软。胸腺在青春期以前较发达，青春期后逐渐萎缩、在成人只残留为小量结缔组织。

胸腺不仅是一个内分泌腺体，而且还是一个淋巴器官。

五、垂　　体

垂体（pituitary gland）（参考神经系统）是身体内最复杂的内分泌腺；位于颅中窝中部的垂体窝内，借漏斗连于下丘脑。

六、松　果　体

松果体（pineal gland）（参考神经系统）位于丘脑的后上方，以柄附于第三脑室顶的后部。松果体儿童时发达，一般七岁后逐渐萎缩，成人后不断有钙盐沉着。

除上述内分泌腺外，睾丸、卵巢、前列腺、胰腺中的胰岛都有内分泌功能。

【课堂互动与提问】

甲状腺手术 1 天后，出现身体痉挛，每次 2 ～ 3 分钟 1 次，为什么出现抽搐？

（安　高）

第十九章 课堂讨论

一、例 一

某患者在数月前，因脊髓受伤而引起右下肢瘫痪。检查发现：患者的右下肢随意运动丧失，僵硬且被动运动阻力较大（说明肌张力增高），失去位置和被动运动感觉（即本体感觉丧失）；双侧下肢大小无明显差别（提示右下肢肌肉无萎缩或萎缩不明显）；右侧膝反射和跟腱反射比左侧活跃（表示右下肢腱反射亢进）；右侧 Babinski 征阳性；躯干左侧脐以下和左下肢无痛觉、冷觉和热觉，而触觉正常。其他未见异常。试分析该患者的损伤部位及伤及的结构。

二、例 二

某脑血管出血的患者，两个月后检查结果如下：左侧上下肢随意运动丧失，并失去位置和被动运动感觉，肌张力增高，腱反射亢进，病理反射阳性，肌无萎缩现象；躯干左半及左上下肢的精细触觉丧失，而痛温觉尚存在；伸舌时，舌歪向右侧，舌的右半有萎缩现象；其他并无异常。试分析此患者出血部位及损伤的结构。

三、例 三

某患者左侧肢体不能进行主动运动数月，今检查结果如下：患者的左上下肢随意运动丧失；左上肢比右上肢明显缩小，肌肉松弛，被动运动无阻力，各种反射均未引出；左下肢肌肉紧张、较硬，被动运动阻力较大，膝反射和跟腱反射比右侧活跃，Babinski 征阳性，其大小与右下肢无显著差别；腹壁反射和提睾反射左侧比右侧弱。除头颈部外，全身都有感觉方面的障碍；左上肢的深浅感觉全部丧失；躯干左半及下肢缺失深感觉和精细触觉；躯干右半及右上下肢无痛觉和冷热觉，但触觉正常。此外，患者左眼瞳孔、睑裂比右侧小；左侧面部潮红无汗。根据你学过的解剖学知识，试分析该患者的病变部位及范围，并解释为什么会出现上述表现。

四、例 四

甲乙两位脑出血患者有以下共同表现：

右上下肢随意运动丧失、肌张力增加，腱反射亢进，病理反射阳性，肌肉萎缩不明显；右侧腹壁反射和提睾反射均消失；双眼可以闭合，双侧额纹对称，右侧鼻唇沟消失，笑时口角歪向左侧；伸舌时舌偏向右侧，舌的右半无萎缩现象；身体右半的深浅感觉全部丧失。

有下列不同表现：

甲患者左侧上睑下垂，左眼瞳孔散大，直接与间接对光反射均消失，并固定朝向外下方，双眼无偏盲现象，双耳听力正常。

乙患者双眼右侧同向性偏盲，即左眼鼻侧偏盲、右眼颞侧偏盲。双耳听力存在。

根据上述表现，试分析甲乙患者出血的部位及波及的范围与出现上述表现的原因。